담배보다 좋은 **서른 가지**

담배보다 좋은 **서른 가지**

기인하 · 윤이화 지음

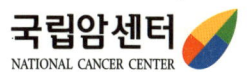

추천사

　흡연은 암 발생의 주요 원인입니다. 전체 암 발생의 30%는 흡연과 관련이 있고 특히, 장기별 암 사망률 1위인 폐암의 90%는 흡연이 원인이라고 할 수 있습니다. 또, 매 새해가 시작되면 하는 많은 다짐이나 바람 중, 가족이나 본인의 금연이 빠지지 않고 등장하는 것을 봐도 알 수 있듯이, 금연은 흡연자뿐 아니라 그 가족들에게도 중요한 관심사이기도 합니다.

　그들은 금연을 위해 관련된 책을 찾아보기도 하고, 또 PC나 스마트폰을 활용하여 담배와 금연에 대한 정보를 검색해보기도 합니다. 더불어, 금연 도움을 받을 수 있는 여러 국가 금연지원 프로그램들 즉, 금연 상담전화, 보건소 금연클리닉, 금연캠프 등에 참여하기도 합니다.

　하지만 책이나 인터넷을 통해 찾은 정보들은 다소 추상적이고 일반적인 내용이 많아 일상생활에 적용하는 데 어려운 경우가 다반사이고, 국가 금연지원 프로그램에 참여하더라도 프로그램이 끝난 이후에는 홀로 흡연의 유혹을 이겨내고 금연 유지를 위한 싸움을 아주 오랜 기간 동안 힘들게 해야 합니다.

국립암센터에서는 흡연자의 금연과 청소년의 흡연 예방을 위해 지난 10여 년 넘게 금연사업을 운영해왔으며, 그 사업을 통해 누적된 다양한 금연 경험을 공유하여, 궁극적으로 금연을 통한 암 예방에 기여하고자 『담배보다 좋은 서른 가지』를 내게 되었습니다.

이 책은 흡연자의 다양한 금연 사례를 통해 일상생활 속에서 금연에 좀 더 쉽게 접근하고 실천할 수 있도록 과학적으로 설명하고 있습니다. 국립암센터가 금연 사업에 축적해온 경험을 녹여 만든 이 책이 국민들의 금연에 큰 도움이 되어 모든 국민들이 암 예방에 한 발짝 더 다가서기를 바랍니다.

─국립암센터 원장 이강현

책머리에

  2015년 보건복지부의 국민건강 영양조사에 따르면 우리나라의 성인 흡연율은 21.6%이다. 2015년 성인 인구를 대략 4,000만 명으로 봤을 때 860만 명쯤이 흡연 인구라는 얘기다. 그 860만 흡연자 중 25.5%는 1개월 이내에 금연을 시도할 계획이 있으며, 6개월 이내에 금연을 시도할 계획이 있는 백분율은 17.4%, 그리고 언젠가는 금연을 하겠다고 응답한 흡연자의 백분율도 31.5%이다. 다시 말해, 현재 흡연을 하고 있는 인구의 74.3%는 금연 계획이 있는 것이다. 우리나라의 흡연자 대부분이 금연을 하고 싶어 한다는 얘기다.
  금연은 쉽지 않다. 담배를 끊으려고 시도하는 사람 대부분이 실패를 경험한다. 하지만 적절한 동기와 자신감을 가지고 체계적으로, 끈기 있게 노력한다면 얼마든지 성공할 수 있다.
  금연에 관해서는 책도 많이 나와 있고, 인터넷 포털 사이트나 구글 같은 검색 엔진을 통해 엄청나게 많은 정보를 불러낼 수도 있다. 한데 그것들은 거의 원론적인 설명과 익숙한 사례의 나열이지, 무수한 금연 희망자와 시도자, 성공자의 다양한 경험을 두루 반영하여 현실적이고 체계적인 금연 방법을 정리한 것은 찾아보기 힘들다. 오랫동안 금연 상담과 금연 사업에 참여해온 필자들이 이 책을 쓴 이유이다.

필자들은 담배를 피워본 적이 없다. "그래요? 피워보지도 않았으면서 어떻게 금연 상담을 하지요?" 지난 10여 년간 노상 들어온 질문이다. 당신은 비흡연자이니 당연히 금연 노력도 해본 적이 없을 텐데, 금연의 그 힘든 고통을 겪어보지도 않고 어찌 우리를 이해하겠나, 금연 상담을 할 자격이 없지 않은가―. 이런 힐난이 담긴 물음에 우리는 이렇게 답한다. "원하시는 게 금연을 도와줄 경험 많은 전문가입니까, 아니면 자신의 넋두리에 공감하며 맞장구쳐줄 친구입니까?"

필자들이 오랜 상담 과정에서 숱한 사람과 온갖 이야기를 주고받으며 쌓아온 금연 관련 지식과 나름대로 얻어낸 통찰은 단순한 흡연 경험과는 비교할 수 없는 것이라고 자부한다. 거기서 걸러내어 정리한 것들을 읽기 편하게 스토리화해서 이제부터 풀어놓겠다. 금연이라는 어려운 길에 오르고자 하는 당신을 위해.

―기인하 · 윤이화

* 차례

추천사 * 4
책머리에 * 6

1. 담배, 그 갈구의 초상 * 11
마쎄에서 에쎄까지, 삶을 버티어주는 그것 * 12
너 앉아서 담배 피워본 게 언제니? * 20
난 언제든 끊을 수 있어 * 23
금연에도 요요가 있다 * 26

2. 금연 한번 해볼까 * 37
준비 단계가 성패를 가른다 * 40
금연 이유 생각하기 * 40
나의 흡연 바로 알기 * 50
나에게 맞는 금연 방법은? * 52
내 인생 최고의 기념일! 금연 시작일 정하기 * 63
작은 목표들 세우기 * 65
금연 선언의 인간관계학 * 66
D-day 전에 미리 연습을 해두자 * 69
보조제나 전문 의약품 마련하기 * 71
정리하자, 흡연의 잔재도 나 자신도 * 72
담배를 대신할 새로운 습관 찾기 * 74

이젠 정말 안녕, 담배와 이별하기 ∗ 78
흡연 욕구와 벌이는 '3분의 싸움' ∗ 78
금단증상, 제대로 알고 이겨내기 ∗ 80

3. 금연 지켜내기 ∗ 87
금연만 하면 왜 스트레스가 더 심해질까? ∗ 87
스트레스 관리하기, 그리고 긍정의 지혜 ∗ 90
금연의 웬수, 술자리 대처법 ∗ 95
딱 한 개비도 안 괜찮아 ∗ 99
도대체 언제쯤 잊을 수 있을까? ∗ 101
담배를 안 피우니 살이 찐다고? ∗ 103
한 개비 실수의 연금술 ∗ 106
자유, 그리고 헤아릴 수 없는 이득 ∗ 108

4. 담배보다 좋은 서른 가지 ∗ 113
5. 한모금 씨의 금연 훔쳐보기 ∗ 131
6. 안 끊는 사람은 있어도 못 끊는 사람은 없다 ∗ 151

① 담배, 그 갈구의 초상

스무 살 때부터 담배를 피우기 시작했던 혜선 씨는 항상 담배가 끊고 싶었다. 남편과 결혼을 앞두고서도, 또 첫아이를 가졌을 때에도, 둘째아이를 가졌을 때에도 그녀는 정말 담배를 끊고 싶었다. 하지만 그 마음도 잠시, 아이들을 임신했던 기간만 금연했을 뿐 아이가 태어나자마자 또다시 담배를 피워 물고 말았다. 그렇게 계속 흡연을 해오던 중 큰아이가 15살이 되던 해인 3년 전 우연히 받은 건강검진에서 임파선암 진단을 받고 말았다. 너무도 힘들었던 항암치료가 끝나자마자 혜선 씨는 그렇게 지긋지긋하다고 생각했던 담배를 다시 피워 물었다. 암 진단을 받자마자 암 환자를 며느리로 둘 수는 없다며 계속 이혼을 요구하는 시어머니와 혜선 씨를 점점 힘들어하는 남편… 아픈 몸보다 더 힘든 건 마음이었고 결국 담배만이 유일한 그녀의 친구였다. 그렇게 다시 피워 물었던 담배… 그로부터 얼마 지나지 않아 폐로 암이 전이됐다는 슬픈 소식을 다시 듣게 되었다. 또다시 시작된 힘든 항암치료…

아프면서도 담배를 다시 피웠던 자신이 너무도 원망스러웠지만 두 번째 항암치료가 끝난 지난달 그녀는 또다시 담배를 꺼내 물어 버렸다. (이하 본문에 나오는 사례들에서 이름은 모두 가명임.)

우리가 심한 갈증을 참을 수 없고 대소변을 참을 수 없는 것처럼 담배에 중독된 흡연자들은 담배를 참을 수가 없다. 그래서 매순간 금연을 원하고 다짐하지만, 마치 물을 마시듯 화장실을 가듯 또다시 담배를 꺼내 문다. 담배하나 참아내지 못하는 스스로를 탓하거나 아니면 그럴 수밖에 없는 자신을 합리화하면서 말이다.

| 마쎄에서 에쎄까지, 삶을 버티어 주는 그것 |

올해 고 1이 된 태양이는 중학교 1학년 때 처음 담배를 피웠다. 다른 아이들이 그렇듯, 처음엔 정말 단순한 호기심에서였다. 피우면 스트레스가 풀린다는 친구의 말에 한 대 꼬나물고 불을 붙였다. 순간 핑~ 하고 어지러웠다. 그리고 떵한 느낌이 들었다. 이런 걸 도대체 왜 피우나 하는 생각이 들었지만, 그것도 잠시였다.

벌써 3년째 하루 반 갑씩 피우고 있다. 태양이와 친구들이 피우는 담배는 마쎄(마일드세븐)다. 말라(말보로라이트)나 필라(팔리아멘트)도 가끔 피우지만 아무래도 마쎄가 제일 멋있어 보이는 것 같다.

🍂 35세 재우 씨는 백화점에서 근무한다. 군대에서 처음으로 피우기 시작한 담배, 벌써 10년이 넘었다. 그 사이 여자 친구 때문에 여러 번 금연을 해보긴 했지만 일주일을 넘기지 못했다. 스트레스가 쌓일 때 담배가 없으면 정말…참기 힘들다. 재우 씨가 피우는 담배는 던힐이다. 목 넘김도 맘에 들고 부드러운 느낌이 좋아서 최근엔 이것만 피운다.

🍂 50대인 덕기 씨는 요즘 건강이 걱정이다. 아침에 일어나는 게 부쩍 힘들어지고 가래도 그르렁거린다. 건강을 위해선 담배를 끊긴 끊어야 한다. 그래서 지난해부터 에쎄로 바꿔 피우고 있다. 어쩔 수 없이 피운다면 그래도 디플(디스플러스) 같은 것보다는 에쎄처럼 순한 게 조금은 안심이 된다. 그런데 정확히 따져보진 않았지만 담배 개비 수가 조금씩 늘어나고 있는 듯하다. 분명 작년 이맘때는 한 갑을 넘지 않았는데 말이다. 요즘엔, 여기저기서 얻어 피우는 것까지 더하면, 한 갑 반은 족히 피우는 것 같다.

담배는 건강에 해롭다. 이 사실을 모르는 흡연자는 거의 없을 것

이다. 그럼에도 놓지 못한다

 멋있어 보이려고 담배를 피우는 10대. TV에 나오는 뮤지션이나 영화배우처럼 폼 나 보이려면 아무래도 국산 담배보다는 양담배가 낫지.

 건강에 아직 자신이 있는 30대. 담배를 고를 때 제일 중요한 건 맛이다. 내 입에 착 감기면서 사회생활의 스트레스를 한 방에 날려주는 것 말이다. 조금씩 커가는 '어딘가 허전함'을 달래주는 하얀 친구가 30대의 담배다.

 50대, 이제 슬슬 건강 걱정이 들기 시작한다. 혈압이나 콜레스테롤 수치도 신경 쓰이고, 간접흡연 운운하는 가족들의 성화도 전보다 버거워진다. 하지만 끊기는 힘들다. 그나마 말보로나 디스 같은 독한 담배보다는 가느다랗고 순한 담배가 조금이라도 덜 해롭지 않을까... 50대의 담배 생각이다.

 대부분의 흡연자는 담배가 백해무익임을 잘 알고 있다. 그놈과 결별하는 게 올바른 일이라는 것도 안다. 자신은 물론 가족을 위해서도 말이다. 하지만 금연은 어렵다. 성공 여부 이전에, 그 노력을 시작하는 것조차 너무나 힘들다. 그래서 순한 담배나 전자담배로 바꾸면서 스스로를 합리화하고 위로한다.

 35년간 담배를 피워온 덕기 씨의 하루를 보자.

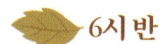 6시 반

휴대폰 알람이 울린다. 오늘은 조찬회의가 있다. 잠이 덜 깬 채로 베란다로 나간다. 거실 쪽 창문을 닫고 베란다 창을 연다. 베란다 구석에 둔 담뱃갑에서 한 개비를 꺼내 문다.(담배 1) 요거 하나 피워줘야 잠이 제대로 깬다. 몇 년 전까지만 해도 베란다에는 담배 피울 때 쓰는 티테이블과 의자가 있었는데, 담배 끊으라고 성화하는 가족들이 그마저 치워버렸다. 후우~ 조심스럽게 창밖으로 연기를 뿜으면서 옆집과 윗집을 살핀다. 벌써 일어나서 창문을 열어놓고 있는 건 아닌지 모르겠다. 내 담배 연기가 자기네 집으로 들어온다고 지난주에도 몇 번 관리실로 신고가 들어갔단다. 거 참…내 집에서 담배도 맘 놓고 피우지 못하는 세상이 되었다. 저녁이나 주말에는 그냥 밖에 나가서 피우지만, 아침에 깨자마자 밖에 나가는 건 정말 힘들다. 그럴 시간도 없다. 아내가 깨서 또 잔소리하기 전에 베란다에 감도는 연기도 전부 날려 보내야 한다.

건너편에서 보면 아침부터 미친놈처럼 웬 춤이냐고 할 정도로 팔을 휘휘 내저어 담배연기를 없애고, 씻으러 들어간다. 이제 좀 잠이 깬다.

출근길

조찬회의에 맞춰 가야 하는데 차가 막힌다. 날이 더워 차창을 열기가 겁나지만 그래도 한 대 피우려면 어쩔 수 없다. 옆을 지나는 차 안으로 담배 연기가 들어갈까 봐 조심하며 한 대 태운 후(담배 2) 아직 끝이 발갛게 타고 있는 꽁초를 창밖으로 던진다. 지난번엔 바람 때문에 꽁초가 다시 날아 들어와 화들짝 놀랐었다. 그때 생긴 카시트의 구멍이 눈에 들어온다. 하지만 어쩌랴, 딸아이 때문에 차안에는 재떨이가 없기에 다 피운 담배는 밖으로 던질 수밖에. 요즘엔 어느 차에나 블랙박스가 있어서, 버리면서도 혹시 찍히는 건 아닌지 신경 쓰이기까지 한다.

오전 9시

조찬회의가 끝났다. 밥 먹고 난 후에는 한 대 피워 물어야 하는데 이놈의 건물에는 흡연 구역이 없다. 굳이 피우려면 밖으로 나가야 한다. 10분 후에 다른 회의가 있으니 서둘러야 한다. 부리나케 달려갔는데도 엘리베이터는 방금 내려간 뒤였다. 한두 층이면 계단으로 걷겠지만 여긴 15층이다. 엘리베이터를 기다렸다가 내려가서 피우고 올라오려면 적어도 10분은 걸린다. 어쩔 수 없이 식후 담배를 포기하고 화장실에서 가볍게 물 양치만 하고 회의에 들어간다.

회의가 시작된 지 10분. 슬슬 입질이 오기 시작한다. 아, 담배 마려워... 누군가가 이치에 안 맞는 얘기를 하고 있다. 답답함이 밀려오면서 담배 생각이 더 간절해진다. 다시 시간을 본다. 아니 이제 30분밖에 안 지났단 말이야? 건너편에 앉은 김 부장도 표정이 시원찮은 걸 보니 담배를 못 피웠나보네. 이럴 때 담배 한 개비 딱 피우면 정말 괜찮은 아이디어가 떠오를 것 같은데 말이야. 끝나자마자 김 부장이랑 한 대 피워야겠다.

오전 10시 30분

　회의가 끝나자 김 부장과 박 차장이 내 옆으로 온다. 한 대 피우러 가자는 신호다. 김 부장과 박 차장은 나의 담배친구들이다. 작년에는 셋이서 담배 끊기 내기도 했었는데, 일주일 정도 버티다가 회식 자리에서 다 같이 다시 피웠다.

　같이 담배를 피우며(담배 3) 이런저런 얘기를 나눈다. 전부 사회생활, 아니 회사생활을 잘 하는 데 요긴한 정보들이다. 회사에서 요즘 제일 중요한 사안이 뭔지, 어떤 사원이 무슨 위기에 처해 있는지, 아니면 무슨 호기를 맞았는지 등등 갖가지 소식을 듣는다. 그래, 담배를 나누는 이 시간은 농땡이 타임이 아니다. 정말 필요한 정보를 공유하는 시간이다. 그래서 필수적인 자리다.

　회의 탓에 긴 시간 못 피웠던 담배를 연이어 피우고(담배 4) 달달한 믹스커피까지 한 잔 마시고 나서야 사무실로 들어간다. 인사하는 직원들 사이에서 여직원 한 명이 살짝 찌푸리면서 나에게 말한다. "부장님 담배 피우고 오시나 봐요? 냄새가 많이 나네요." 부원들이 나를 쳐다본다. 요즘 애들은 도대체 버릇이 없다. 내가 젊었을 때는 상사에게 이런 식으로 말하는 건 상상도 못했었는데. 불쾌감과 함께 담배 생각이 다시 난다.

　자리에 앉으니 결재할 게 산더미다. 서류를 살피다 보니 화가 나기 시작한다. 아니 이걸 이렇게 밖에 못하나? 영 맘에 들지 않는다. 해당 직원들을 차례로 불러서 그들이 꾸민 서류에 어떤 문제가 있는지 부드럽지만 단호한 어조로 차근히 설명해준다. 듣는 표정들이 별로 좋지 않다. 이렇게 친절하게 설명을 해주는데 왜들 저러지… 다시 담배가 고파진다. 혼자 1층까지 내려갔다 오려면 심심하니까 사내 메신저로 김 부장한테 메시지를 날린다. "한대 콜?" 엘리베이터 앞에서 만나 로비 밖의 흡연 구역으로 간다. 빠지면 섭섭한 자판기 커피까지 뽑아 들고 한 대 꼬나문다.(담배 5) 답답함이 연기와 함께 훅 날아가는 것 같다. 이거 끊긴 끊어야 하는데…. 다시 엘리베이터로 열다섯 층을 올라간다.

12시

겨우 담배 한 대 피우고 올라왔는데 시간이 벌써 12시다. 오늘 구내식당 메뉴는 뭐지? 30년을 먹었지만 거기 메뉴는 늘 맘에 안 든다. 요 앞 설렁탕집이나 가야겠군. 점심을 먹고 들어오는 길도 당연히 담배와 함께다.(담배 6)

젊었을 때 밥 먹고 나서 친구끼리 하던 우스갯소리가 생각난다. "식후 3초 내 불연(不煙)이면 우연 득병(得病)하여…" 그 뒤는 뭐였더라? 아무튼 식후 연초는 왜이리 더 맛있나 몰라. 한 대 빨고 나니 텁텁했던 입이 개운해지는 듯하다. 밥을 먹었으니 아메리카노를 한 잔 해야겠지? 커피가 들어가니 또… 에이, 피운 지 얼마 안 됐으니 이번엔 참아야겠다.

오후 2시

오늘 점심을 너무 많이 먹었나 보다. 곱빼기를 먹는 게 아니었어. 과식 때문인지 졸음이 밀려온다.(담배 7) 아니면 일을 너무 열심히 해선가? 잠깐 휴식이 필요해.(담배 8) 김 부장이 중요한 얘기가 있다고 보잔다. 어쩔 수 없이 또 한 대.(담배 9) 이렇게 한두 시간에 하나씩, 오후 근무 시간 중 총 다섯 개비의 담배를 피운다.(담배 10, 11) 이제 퇴근 시간인데 아직 할 일이 많이 남았다. 난 분명히 계속 일만 했거늘… 오늘도 추가 근무다.(담배 12)

오후 8시

슬슬 출출한 기분이 들 즈음에 김 부장에게서 한잔 하자는 메시지가 온다. 술도 좀 줄여야 하는데, 오늘만 맥주로 딱 한 병 먹어야지. 어디 '흡연 가능' 술집은 없나? 요즘은 어딜 가든지 금연이라 불편하기 짝이 없다. 술하고 담배는 뗄 수 없는 짝꿍인데 말이야. 술이 들어가니 역시 담배 생각이 절로 난다. 예전 같으면 벌써 반 갑은 비웠을 텐데 그놈의 금연법 때문에 일일이 밖에 나가서 피우느라 다섯 개비밖에 못 피웠다.(담배 13,14,15,16,17) 그나마 밖에서도 맘이 편치 않다. 담배 연기에 찡그리거나 피하거나 손을 내저으며 지나가는 사람들… 무슨 큰 죄를 짓고 있는 것도 아닌데 여러 사람 눈치가 보인다.

오후 11시

벌써 11시가 넘었다. 내일 또 출근하려면 집에 가야지. 집 앞에서, 오늘도 고생한 나에게 한 개비(담배 18) 더 피울 기회를 주면서 하루를 마무리한다.

덕기 씨에게 담배는 뭐랄까, 일상의 여러 요소들을 이어주는 끈 같은 것이기도 하고, 삶의 톱니바퀴들이 잘 돌아가게 해주는 윤활유 같은 것이기도 하다. 덕기 씨의 일과(日課) 사이사이에는 흡연이 반드시 끼어 있다. 그에게 담배는 시간과, 장소와, 사건과, 그의 기분과, 두루두루 연결돼 있다. 스트레스 해소 수단이며, 잠을 깨우는 각성제이고, 사람들과의 소통의 매개체고, 답답한 마음을 후련하게 해주거나 피로를 풀어주는 청량제 겸 강장제다. 그의 삶에 절대적인 필수품이 돼버린 담배지만, 건강을 위해 끊어야 한다는 것도 알고 있다. 내 목숨보다 소중한 딸이 원한다는 사실만으로도 끊기는 해야겠지. 그래도, 그래도... 담배 없이는 지금까지처럼 살 자신이 없다.

| 너 앉아서 담배 피워본 게 언제니? |

🍃 경철 씨의 사무실은 17층이다. 흡연구역은 1층 로비 밖이다.

경철 씨는 하루에 소비하는 한 갑의 담배 중 절반인 열 개비를 사무실에서 피운다. 상사한테 깨지는 날은 그보다 조금 더 되고.

아침에 올린 기안이 아직 결재가 안 났다. 지금쯤 결재가 나야 하는데 왜 늦는 거지...

슬슬 담배 생각이 난다. 17층 사무실에서 1층 로비까지 내려가는 데 드는 시간은 최소 5분. 엘리베이터와 연때가 잘 안 맞는 날은 10분도 걸린다. 담배 한 개비를 음미하면서 태우는 데 10분. 커피도 한 잔 곁들이면 좋은데 요즘엔 자판기가 없어져서, 마시려면 로비에 있는 카페에서 사야 한다. 좋아하는 핸드 드립 커피는 주문하고 10분쯤 기다려야 하지만, 내가 받는 스트레스가 얼만데 그 시간 정도는 나에게 투자해야지. 커피를 받아서 두어 모금 마셨을 때 휴대폰이 부르르 진동한다. 이런, 부장이다. 급한 일 놔두고 어디 갔느냐고 난리다.

담배 한 대 피우러 내려왔다고 하면 더 난리를 치겠지. 잠깐 화장실 왔다가 좀…하며 대충 넘기고 다시 17층으로 올라간다. 오늘따라 엘리베이터는 왜 이리 층마다 서는 거야…

올라오는 데 10분이 걸렸다. 이렇게 한 개비의 담배를 피우기 위해 난 40분가량을 썼다. 한 개비 평균 20분으로 쳐도 10개비면 200분, 세 시간이 넘네… 근무 시간 8시간의 절반을 담배에 바치고 있다.

🍃 토요일인데 아침부터 비가 온다. 아, 날씨도 추운데 비까지… 그래도 한 개비 피우려면 나가야지. 옷을 주섬주섬 입고 우산까지 준비해서 밖으로 나간다. 날씨가 정말 차다. 아파트 바깥 한구석에서 시린 발을 구르며 한 대 태운다. 맨발에 슬리퍼만 신

었으니 하기는... 갑자기 이런 생각이 든다. '이 추운 데서 난 지금 뭘 하고 있는 거지?'

🍃 아침부터 사무실이 떠들썩하다. 사내 금연 캠페인인지 뭔지 때문이란다. 흡연하는 직원들은 6개월 이내에 금연하지 않으면 감봉에다 인사고과에도 반영한다는 것이다. 담배를 피웠는지 안 피웠는지 알 수 있는 무슨 검사까지 한단다. 담배는 기호 식품인데, 내 맘대로 먹고 싶은 것도 못 먹는단 말이야? 아무리 생각해도 너무한다. 내가 담배를 왜 피우는데? 회사에서 받는 스트레스 때문에 피우는 것 아닌가. 그거마저도 못 하게 하면 회사를 어떻게 다니라는 거지? 스트레스 받으니까 담배 생각이 더 난다.

🍃 오랜만에 만난 친구와의 술자리인데, 이 술집도 홀은 금연이다. 그래도 여기는 흡연실이 있네. 근데 왜 이렇게 좁은 거야, 나 혼자 들어가도 남는 공간이 거의 없다. 연기도 잘 안 빠지는군. 친구는 3개월 전부터 금연 중이란다. 나보다 더 골초였잖아. 독한 놈, 대체 어떻게 끊었지? 친구가 나에게 말한다. "너 앉아서 담배 피워본 게 언제냐?" 갑자기 뒤통수를 맞은 느낌이다. 그래, 맞다. 사무실 건물이나 아파트 바깥 한구석에 궁색하게 서서, 아니면 쭈그리고 앉아서, 사람들의 눈길을 피하며 도둑질하듯 피우는 게 아니라, 내 자리에 당당히 앉아 담배 연기를 내뿜던 시절이 도대체

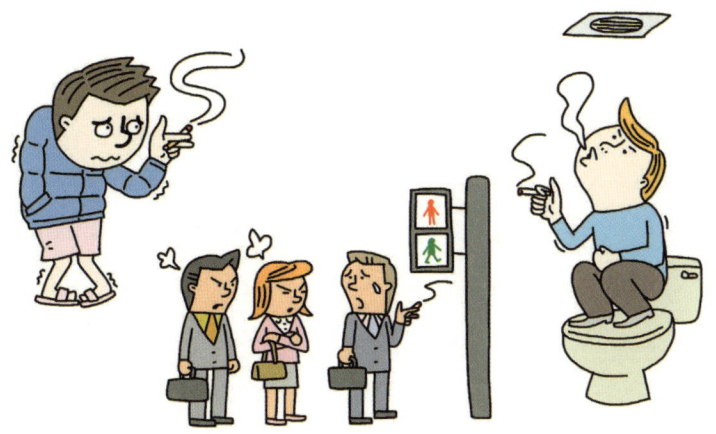

언제였지?

| 난 언제든 끊을 수 있어 |

앞서 말했듯이 거의 모든 흡연자는 담배가 해롭다는 사실을 알고 있다. 몸으로 직접 느끼기도 한다. 언젠가는 끊어야 한다는 것 또한 안다. 하지만 여전히 피운다. 그래서, 의식적으로든 무의식적으로든, 이 모순을 정당화하고 합리화할 필요가 생긴다.

🍂 집에 도착하기 한 시간 전쯤에 도철 씨는 마지막 담배를 피운다. 그에게는 세 살 난 딸아이와 돌쟁이 아들이 있다. 집에 도착

해서는 먼저 샤워와 양치질부터 하고 나서야 아이들을 안아준다. 그래서 아이들에게 해로우니 금연하라는 아내 말에 항상 당당하다. "난 최소한 아이들에게 간접흡연의 위험은 주지 않아." 그에게는 나름의 흡연 철학이 있다. 가장 열심히 일해야 하는 30대에는 금연으로 인한 스트레스는 받고 싶지 않으며, 정확하게 마흔이 되는 날 담배를 딱 끊으리라는 것이다. 한데 아내는 그런 도철 씨를 이해해주지 않는다. 오늘은 또 3차 흡연인가 뭔가 하는 게 있다고 잔소리다. "아 글쎄, 그래서 난 아이들 앞에서 철저히 금연을 하고 있다니까." 담배, 까짓것 도철 씨는 언제든 마음만 먹으면 끊을 수 있다. 단지 아직 결심을 안 했을 뿐이다.

🍂 20대 후반인 지성 씨는 아직 담배가 건강에 별다른 영향을 주는 것 같진 않다. 꾸준히 운동도 하고 있고, 술도 많이 마시지 않는다. 게다가 지성 씨의 아버지는 40년 넘게 담배를 피우셨어도 여전히 건강하시다. 결혼을 하고 아이도 낳으면 끊어야겠지만, 아버지 체질을 닮았다면 흡연을 계속하더라도 아마 문제가 없을 것 같다.

🍂 50대인 남수 씨는 얼마 전 친구 영철에게서 중요한 얘기를 들었다. 영철 씨는 당뇨 진단을 받은 지 10년이 넘은 지금까지 하루 한 갑의 담배를 끊지 못하고 있다. 건강을 위해선 반드시 금연

해야 함을 알면서도, 시도할 때마다 일주일을 못 간다. 연이은 실패에 힘들어하는 영철 씨에게 주치의는 이렇게 말했다고 한다. "담배 끊느라 스트레스 받는 게 담배 피우는 것보다 오히려 더 나쁠 수 있어요. 그냥 조금씩 피우면서 편하게 사세요." 남수 씨는 귀가 번쩍했다. 그래? 스트레스가 담배보다 더 나쁘다고? 평소 업무 스트레스를 많이 받는 남수 씨는 영철 씨 의사의 그 말을 전적으로 믿기로 했다. "아, 의사도 스트레스가 담배보다 더 나쁘다고 했다잖아."

🍃 십여 년째 당뇨 환자인 영철 씨는 이번에 담배를 바꿨다. 맛은 그다지 맘에 안 들지만, 원래 피우던 종류보다 순한 데다 몸에 좋다는 허브도 들어가 있다니 건강에 좀 낫겠지 싶어서다. 나아가 전자담배로 바꾸는 것도 생각하고 있다. 아무래도 진짜 담배보다는 덜 해로울 테니까.

🍃 작은 개인 사무실에서 일하는 세원 씨, 같이 근무하는 직원 셋이 모두 엄청난 골초다. 사무실이 작은 건물에 있고 외부인이 찾아올 일도 거의 없어서 모두 그냥 앉아서 담배를 피운다. 그래서 사무실은 흔히 말하는 '너구리 굴'이다. 오늘부터 정말 금연해야지 하고 결심한 날, 그는 간접흡연이 직접흡연보다 더 나쁘다는 기사를 읽었다. 아, 하며 그는 곧바로 다시 담배를 피워 물었다. 아

니 내가 피우는 것보다 저 사람들 연기 맡는 게 더 나쁘다는데 무엇 하러 금연을 하나, 덜 해로운 직접흡연을 해야지 하며.

"내가 시도를 안 해서 그렇지, 담배 그까짓 거 마음만 먹으면 언제든 끊을 수 있어."
"담배 피워도 건강하게 오래 사는 사람이 얼마나 많은데! 나도 그럴 거야."
"담배 끊느라고 스트레스 받으면 건강에 더 해롭대."
"순한 담배로 바꾸면 덜 해로울 거야"
"내가 끊어도 주위 사람들이 안 끊으면 몸에 더 나쁠 수 있다니, 차라리 피우고 말지."

금연을 피하게 해주는, 본인들에겐 아주 그럴싸한 이유들이다. 하지만 실제로는, 아직 담배와 이별할 준비가 되지 않은 흡연자들의 상투적이고 일방적인 합리화들이다.

| 금연에도 요요가 있다 |

금연과 다이어트는 공통점이 많다. 우선 여성들의 전형적인 다이어트 시도 과정을 한번 살펴보자.

매일매일 거울을 보며, 옷을 입으며, 많은 여성이 다이어트를 생

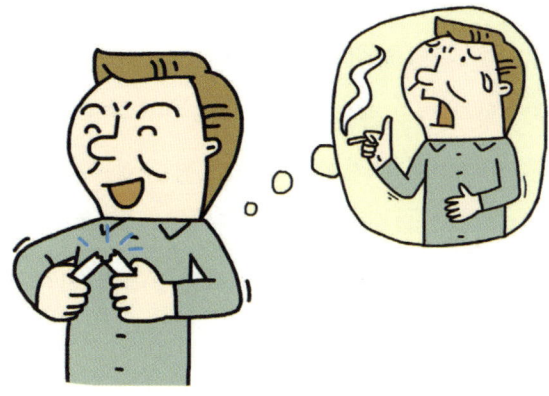

각한다. '딱 5kg만 빼면 참 좋을 텐데…' 그리고 결심한다. '내일부터는 꼭 다이어트를 해야지.' 그때부터 그녀는 체중 조절에 도움이 된다는 것들을 이것저것 사기 시작한다. 닭가슴살, 토마토, 달걀, 고구마, 샐러드용 채소들을 사고, 인터넷에서 찾아낸 레시피대로 다이어트용 수프도 만든다. 운동 계획도 세우고, 다이어트에 성공한 미래의 모습을 상상하며 그때 입을 옷을 미리 사두기까지 한다.

 다이어트 첫날, 어제 미리 준비해놓은 다이어트 수프와 샐러드로 가볍게 하루를 시작한다. 수프도 생각보다 맛있어서, 이 정도면 목표한 한 달쯤은 문제없이 이겨낼 수 있을 것 같다. 점심시간, 집에서 만들어온 닭가슴살 요리와 고구마, 그리고 우유 한 잔으로 허기를 채운다. 그러고 두 시간이 지나니 배가 고파온다. 참아야 한다. 하지만 쉽지 않다. 겨우 반나절 지났을 뿐인데 벌써부터 음식 생각이 간절하다. 사무실 앞에서 파는 떡볶이도 먹고 싶고, 평소 거들떠도 안 봤던 붕어빵도 오늘따라 너무 맛있어 보인다. 붕어빵이라도 하나 먹고 싶지만 다이어트 하겠다고 여기저기 소문을 내놓은 터라 차마 그렇게는 못하겠다. 조금만 참았다가 이른 저녁을 먹어야지, 하는 생각으로 마음을 다잡는다. 삶은 달걀과 샐러드로 저녁을 좀 일찍 먹은 후 계획한 운동을 시작한다. 겨우 10분 했는데 벌써 허기지는 느낌이다. '아, 힘들다. 하지만 꼭 해야 해. 할 수 있어!' 스스로를 다그치며 목표했던 한 시간을 채우고 나니 자신이 너무 대견하다.

이제 잘 시간이다. 그런데 배가 고프다. 라면 하나 끓여 먹고 싶지만 참아야 한다. 그렇게 고픈 배를 부여잡고 겨우 잠을 청하고, 기다리던 아침을 맞는다. 비장한 표정으로 체중계에 올라간다. 500g이 빠졌다. 힘들었던 하루가 허무하다. 못해도 1kg은 빠져 있으리라 생각했는데, 기대했던 만큼의 변화는 없었다. 그래도 이게 어디야, 하루에 500g씩이면 열흘이면 5kg이다. 다이어트는 본디 장기전 아닌가. 다시 한 번 파이팅, 하고 오늘도 다이어트 식단으로 아침을 시작한다. 그래도 이틀째라고 어제보다 덜 힘든 것 같기도 하다. 오늘까지 열심히 하면 1kg이 빠지겠지?

집에서 싸온 저녁도 일찌감치 먹었겠다, 퇴근 후 바로 운동하러 갈 생각으로 준비를 하는 중에 엄청난 소식이 전해진다. 전!체! 회!식! 아무도 빠지면 안 된단다. 게다가 회식 장소가 '무제한 맥주

제공'인 패밀리 레스토랑―. '도대체 나한테 왜 이러는 거야. 어쩌지... 그래, 샐러드와 맥주 반 잔 정도는 다이어트에 문제가 되지 않을 테니까 딱 그것만 먹는 거야.' 하지만 회식이 무르익고 음식 접시가 하나둘 앞에 놓이는 순간, 그 결심은 파도 앞의 모래성처럼 무너진다. '딱 오늘까지만 먹고 내일부터 다시 해도 되겠지.' 다음 날 아침 두려움 반 기대 반으로 올라간 체중계는 어제보다 2kg을 더 가리키고 그렇게 이번 다이어트도 요요를 기록하고 다음을 기약하며 막을 내린다.

이번에는 금연 시도 과정을 한번 보자.

요즘 들어 아침에 일어나기가 너무 힘들다. 전보다 더 피곤하고 감기도 잘 걸리는 것 같다. 얼마 전 사내 체육대회 때 축구를 했는데 겨우 5분 만에 지쳐버렸다. 아무래도 담배 때문인 모양이다. 담뱃값이 올라서 그 비용이 한 달 10만 원을 훌쩍 넘는다. 돈보다도, 아내와 아이들이 그토록 원하니 내일부터 금연을 해봐야겠다. 인터넷에서 본 방법대로 간식거리도 샀다. 금연하려면 있는 담배를 다 버려야 한다는 말에 그럴까 했지만, 선물 받은 것까지 합치면 두 보루가 넘는다. 회사 동료들이나 줘야겠다. 오늘이 마지막이라는 생각을 하니 피우는 개비 개비가 '가시는 걸음 걸음'처럼 아쉽게 느껴진다. 자기 직전까지 열심히 피우고 어렵게 잠자리에 든다.

드디어 금연의 아침이다. 전 같으면 바로 밖으로 나가 한 대 피웠겠지만 물 한 잔 마시는 걸로 대신한다. 조금 허전하긴 해도 아직까지는 괜찮은 것 같다. 밥을 먹으면 담배 생각이 날 것 같아서 아침도 거르고 출근을 했는데, 곧바로 여기저기서 유혹의 손길이 뻗쳐온다. 오늘부터 금연한다고 분명 선언했는데도 말이다. 나 금연이잖아, 다들 좀 도와줘, 하며 가까스로 유혹을 뿌리치고 자리에 앉아 커피를 한 잔 마신다. 어, 조금씩 힘들어지기 시작한다. 당연히 금단증상을 예상했지만 생각보다 훨씬 빨리 온다. 커피 때문인가? 마시던 커피를 버리고 냉수 한 잔을 들이켜니 좀 나아지는 듯도 하다. 겨우 오전 9시. 벌써부터 이러면 앞으로 어째야 할지 막막하다. 금연에는 물이 제일이라니 계속 마셔야지. 물을 다섯 잔 마시고, 한숨을 스무 번쯤 쉬고, 부하 직원한테 짜증 한 번 내고 났더니 그제야 점심시간이다. 마침 복날이라 삼계탕에 밥 한 그릇 먹고 사무실로 돌아오는 길에 너도나도 담배를 꼬나무는 동료들을 보니 부럽다. 식사 후엔 한 대 태워야 입안이 개운해지는데…. 적잖이 흔들렸지만 속으로 '안 돼!' 하며 그 자리를 피함으로써 겨우 이겨낸다. 정작 문제는 그때부터다. 오후가 되니 평소와는 비교할 수 없는 강도로 졸음이 밀려온다. 금연 너무 힘들다. 이걸 어떻게 이겨내나. 그래도 시간은 어찌어찌 지나간다. 오후에도 대여섯 차례 위기를 겪고, 술이나 한잔하자는 동료의 유혹도 뿌리치고 집으로 들어간다. 집에 가면 그래도 참을 만하니 다행이다. 금연을 고수한 나의 오늘 하루, 참 대견하고 뿌듯하다.

이틀째 아침, 어제보다 일어나는 게 개운한 것 같기도 하다. 오늘 하루 또 얼마나 힘들지 걱정은 되지만, 그래도 하루를 참고 넘긴 만큼의 자신감은 붙은 듯하다. 일종의 자기최면일까, 출근길에 맡는 담배 냄새가 살짝 역겹게 느껴진다. 나한테서도 저렇게 안 좋은 냄새가 났겠지? 어제 오전보다 졸리긴 했지만 그럭저럭 아침 시간을 넘기고 오후가 됐을 때 큰 위기가 왔다. 어제 낮에 너무 졸려서 비몽사몽간에 작성했던 보고서에서 문제가 발견됐다. 이미 임원 결재까지 난 상태라, 수습을 위해선 타 부서는 물론 임원진의 양해까지 구해야 할 판이다. 지금 담배를 피운다고 해결이 되는 건 아니지만 생각나는 게 담배밖에 없다. 결국 동료에게 한 개비 얻어 피우면서 나의 이번 금연도 끝났다. 에휴~ 그러면 그렇지. 나중에 이 일이 해결되면 다시 시작해야지. 스트레스가 커선지 연이어 담배를 찾게 된다. 오늘은 전보다 오히려 더 피우는 게 아닌가 싶다.

많은 흡연자가 자주 금연을 결심하지만, 그걸 이뤄내기는 참으로 어렵다. 도처에 숱한 유혹이 도사리고 있다. 딱 한 대는 괜찮겠지 하는 합리화, 잦은 실패로 인한 주변의 불신, 실패에 따른 요요 현상…시도자 대부분이 겪는 일이다. 이런 일을 피하기 위해 무엇보다 중요한 건 주변의 도움이다. 이처럼 금연과 다이어트는 여러 면에서 매우 비슷하다.

금연에도 '요요'가 있냐고? 그렇다. 다이어트와 마찬가지다. 실패를 거듭할수록 흡연량은 늘어난다. 그리고 주변 사람 누구도 나의 금연 선포를 진지하게 여기지 않게 된다. 그에 따라 금연에 대한 자신감이 더 떨어지고, 아주 작은 어려움에도 쉽게 포기하게 된다. 금연 시도의 악순환, 실패의 되먹임 고리다.

🍂 영식 씨는 기억하는 금연만 스무 번이 넘는다. 처음에 금연을 할 때는 아내와 딸들의 응원만으로도 힘이 났었다. 하지만 한 번 두 번 실패가 거듭되면서 상황이 달라졌다. 첫 금연 이전에 한 갑이던 흡연량이 차츰차츰 늘어나 지금은 두 갑 가까워졌고, 처음엔 금연 간식이며 금연 패치며 이것저것 준비해주며 격려하던 가족들도 이젠 그의 금연 선언을 들은 척도 않는다. 그도 그럴 것이, 숱하게 시도할 때마다 일주일을 못 넘겼으니 말이다. 실패하는 상황도 참 다양하다. 첫 번엔 지금쯤 피우면 어떤 맛일지 너무 궁금해서 피웠고, 그다음 시도들에선 스트레스나 술자리 등등 이런저런 상황이 대체로 금연 일주일쯤 되면 생기곤 해서다. 이젠 영식 씨 자신조차 스스로를 믿기 어렵게 됐다.

영식 씨처럼 많은 흡연자가 금연에 실패한다. 그 이유도 참 다양하다. 스트레스 때문이 가장 많고, 그 밖에 술자리, 호기심, 견디기 힘든 금단증상, 무료함 등등 여러 가지 이유로 재흡연을 한다. 실패가 잦아질수록 금연 시도를 두려워하게 되고, 나아가 흡연을 합리화하기 시작한다. "이번엔 어쩔 수 없었어"라고 흔히 말하는데, 금연은 본래 그렇게 어려운 것임을 알아야 한다. 나만 유독 실패하는 게 아니다. 대부분의 흡연자가 그렇다. 의지만으로 금연을 시도했을 경우의 1년 성공률이 3~5%밖에 안 되는 걸 봐도 알 수 있다. 그리고 금연에 성공한 사람들의 평균 시도 횟수가 4~5회다. 그러니 몇 번의 실패는 성공으로 가기 위해 거쳐야 할 절차라고 해도 과언이 아니다.

하지만 분명 누군가는 결국 성공을 하고 누군가는 실패만 거듭한다. 그렇다면 둘의 차이는 무엇일까? 답은 간단하다. 재흡연 즉 흡연 재개를 실패로 받아들이느냐, 아니면 그냥 금연의 한 과정으로 여기느냐의 차이다. 실패로 받아들인다면 금연 시도자는 당연히 스스로에게 실망할 것이다. 담배를 다시 피운 데 대한 후회와 죄책감을 느끼고, 실패에 따라 자신감도 떨어질 것이다. 반대로 재흡연을 금연으로 가는 하나의 과정으로 받아들일 경우엔 상황이 달라진다. 그는 자신이 다시 담배를 피우고 있음을 깨달은 순간 흡연을 멈추고 지금의 상황을 따져볼 것이다. 흡연 욕구를 일으킨 사건은 어떤 것이었고 장소는 어디였는지, 그 순간 자신이 느낀 감정은 무엇이었는지를 파악하고, 거기에 맞춰 이후의 금연 시도 방식을 계획하게 된다. 흡연 욕구를 일으키는 비슷한 상황들이 다시 벌어질 경우에 대비하여 스스로와 약속을 하는 것이다. 그럼으로써 금연자는 같은 실수를 반복하지 않게 된다. 다시 말해, 자

첫 재흡연을 할 수 있는 여러 상황에 대한 경험과 대책을 가지게 되는 것이다. 이것들은 금연 성공의 가능성을 높여준다.

여러 번 금연에 실패해본 흡연자들은 첫 시도자가 절대 가질 수 없는 엄청난 경험과 재산을 지닌 것이라 볼 수 있으니 결코 자신감을 잃지 말아야 한다.

내 남자의 금연, 이렇게 도우세요

　우리나라 여성 흡연율이 조사된 것처럼(국민건강영양조사-2014) 5.7%라면 우리 여성의 94.3%는 비흡연자다. 과거 흡연자 즉 전에 흡연했던 사람들은 제외한다 치더라도 90% 가까운 여성이 흡연 경험이 없다는 얘기다. 대부분의 흡연자는 남성이다. 하지만 그들에게 금연을 권하고 옆에서 지켜봐주는 역할을 하는 사람은 거의가 여성이다. 그런데 흡연 경험이 없는 여성들은 흡연자의 금연 과정을 잘 이해 못한다. 도대체 왜 그렇게 짜증을 내는지, 왜 그렇게 끊임없이 잠을 자고, 왜 그리 초콜릿을 먹어대며, 왜 몰래 피우고는 안 피웠다고 거짓말을 하는 건지, 전혀 이해를 못한다. 그래서 매일 금연을 외치면서 하루도 제대로 지키지 못하는 남편이나 남자 친구에게 이렇게 얘기한다. "남자가 그거 하나 못 끊어?" 또는 어렵게 금연을 시작하고 계속되는 금단증상과 흡연 욕구 때문에 힘들어하는 남자에게 이렇게 말한다. "그렇게 짜증만 낼 거면 차라리 담배를 다시 피워!" 하지만 금연에 있어서 아내나 여자 친구, 그리고 어머니의 역할은 아주 중요하다. 조금만 더 남자들을 이해하고 격려와 칭찬을 아끼지 않는다면 그 어떤 약물보다도 효과적인 금연 도우미가 될 수 있다.

　첫째, 금연은 다이어트보다 힘들다는 것을 기억하세요.
　다이어트는 먹고 싶은 음식을 줄이기만 해도 성공할 수

있지만 금연은 담배를 아예 피우지 말아야 하고, 다이어트에 성공하면 당신은 사방에서 칭찬 세례를 받고 부러움을 사겠지만 금연에 성공하면 주위에선 그냥 당연한 걸 했다고 생각해요.

둘째, 금연을 결심하지 않는 남자에게는 금연하라고 무조건 잔소리만 하지 말고 당신이 왜 그의 금연을 원하는지 진심으로 얘기하고, 그가 준비될 때까지 기다려주세요. 그리고 곁에 있는 당신에게 손만 내밀면 그를 적극적으로 도와줄 것임을 알게 해주세요.

셋째, 만약 그가 금연을 결심했다면 그때부터 당신의 몫은 칭찬과 격려입니다.

넷째, 금연 초기에는 그가 아무리 예민하게 굴어도 이해해주세요. "그럴 거면 차라리 피워!!"라고 하든가 "다른 남자들은…" 하며 남과 비교하는 것은 절대 금물입니다. 금연 후의 금단증상은 그만큼 힘든 거랍니다.

다섯째, 금연 간식과 금연 식이를 챙겨주세요.

여섯째, 금연을 결심하고 또 해내고 있는 그를 당신이 얼마나 믿음직스럽고 고맙게 생각하는지 꼭 표현하세요.

일곱째, 혹시 그가 몰래 담배를 피우다가 당신에게 들켰다면 "그럴 줄 알았어!"라는 핀잔보다는 "요즘 많이 힘들었구나"라고 공감의 말을 하고 다시 시작할 수 있도록 격려해주세요.

② 금연 한번 해볼까

누군가는 "담배는 끊는 게 아니라 평생 참는 것"이라고 했다. 그렇다, 금연은 장기전이다. 하루 이틀만 견뎌내면 다시는 담배 생각이 안 난다면 얼마나 좋을까? 하지만 안타깝게도 금연의 길은 참으로 길고 힘들다.

열여덟 살 때부터 흡연을 시작해 하루 한 갑의 담배를 20년간 피워온 30대 남성이 있다. 하루 20개비의 담배를 피우는 그는 한 개비를 피우면서 평균 10모금을 빨아들이고, 그에 걸리는 시간은 대략 7분 정도다. 담배 한 갑의 가격을 2,500원이라고 하자(요즘은 4,500원이지만, 그의 흡연 경력 20년의 대부분은 인상 이전이니까). 그렇다면 이 남성은 한 달에 600개비의 담배를 피우고, 6,000모금을 빨아들이며, 담배를 피우는 데 70시간(하루 평균 2시간 20분)을 쓰고, 순수 담뱃값으로만 7만 5,000원을 지출했다(담배를 피우는 데 들어가는 부대 비용, 즉 라이터나 동료에게 빌려주는 담배의 가격, 세탁비, 의료비, 구멍난 옷 수선비 등등은 제외한다). 이를 다시 일 년 단위로 계산하면 7,200개비, 7만 2,000모금, 840시간, 90만 원이다. 그의 흡연 기간 20년을 다 계산한다면? 14만 4,000개비의 담배, 144만 모금, 1만 6,800시간, 1,800만 원이 된다. 같은 행동을 140만 번 넘게 1만 7,000시간이나 해왔다는 얘기다. 맬컴 글래드웰의 저서 『아웃라이어』에 나오는 '1만 시간의 법칙'(어느 분야에서 최고의 자리에 오르려면 1만 시간 동안의 꾸준한 노력이 필요하다는 것)의 두 배 가까운 시간이다.

따라서 그는 흡연과 관련해서는 엄청난 베테랑이다. (여기서 '베테랑'은 '노련한 전문가'보다는 '고참병' 쪽의 의미다.) 그는 니코틴 중독이라는 생리학적 질병이자 고치기 힘든 심각한 습관을 가지고 있다. 생리학적 질병이야 분명 고칠 수 있다. 시간이 지나면 체내의 니코틴은 저절로 빠져나갈 것이며, 따라서 금단증상도 점차 나아질 것이다. 게다가 니코틴 중독에 처방하는 여러 치료제와 보조제가 있으니 걱정할 일이 아니다. 문제는 지독한 습관이다. 하루에 한 번씩만 하는 어떤 행동의 습관을 고치는 데도 엄청난 노력이 필요하다. 그런데 하루에 스무 차례 담배를 입에 물고 불을 붙여서 이백 모금 빨아대어 온 습관, 살면서 도합 일만 몇천 시간을 투자했던 그 오래고 독한 버릇을 고쳐야 하는 게 그의 금연이다. 당연히 오랜 시간과 깊은 노력이 필요하다. 한 번 먹어본 음식의 맛도 평

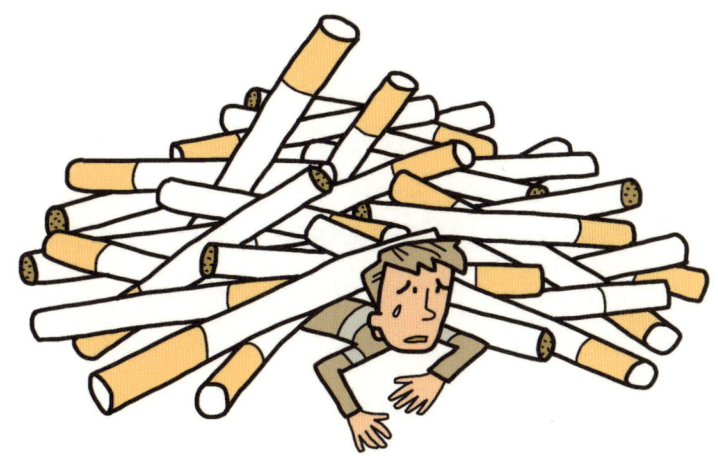

생 기억할 수 있는 우리의 뇌가 1만 7,000시간을 흡입한 담배의 맛을 잊을 수 있으리라는 기대는 하지 말아야 한다. '금연? 무조건 참으면 되는 거 아니야?'라는 생각도 버려야 한다. 철저하고 체계적인 준비를 해서, 흡연이라는 해묵고 해로운 습관을 내 삶에 도움이 되는 새로운 습관으로 바꾸는 노력을 끈기 있게 해야 한다.

 이제는 많이 알려진 것이지만, 금연을 하는 과정은 크게 세 단계로 나눌 수 있다. 나에게 맞는 금연 방법을 찾아서 계획을 세우는 준비 단계, 실제 금연에 들어가는 시작 단계, 그리고 장기간 금연을 이어나가는 유지 단계가 그것이다. 당연히 각각의 단계가 모두 중요하다. 그리고 단계마다 꼭 해야 하는 미션들이 있다. 이제부터 각 단계를 관련 사례들과 함께 살펴보자.

| 준비 단계가 성패를 가른다 |

금연 이유 생각하기

금연 과정에서 가장 중요하다 해도 과언이 아닌 단계가 준비 단계다. 그리고 여기서 맨 처음 생각해야 하는 게 금연의 이유다.

매해 1월이면, 아니 매월 1일마다 결심하지만 매번 실패하는 금연. 도대체 나는 왜 금연을 해야 하는 걸까? 그 이유를 상세하게 따져보는 일은 금연을 유지하는 데 대단히 중요하다. '담배는 백해무익하니까', '건강에 안 좋다고 하니까', '가족들이 원하니까' 이런 상투적이고 일반적인 이유가 아니라 나만의 진짜 금연 이유를 찾아야 한다.

그러기 위해서는 먼저 '나의 흡연에 대해 알기'가 필요하다. 지피지기(知彼知己)면 백전백승이라지 않는가. '지기'란 나를 아는 일, 금연과정에서는 내가 담배 피우는 이유를 이해하는 일이다. 널찍한 종이를 놓고 죽 써내려가보자. 내가 생각하는 흡연의 좋은 점은 무엇이고 나쁜 점은 무엇인가? 좋은 점을 작성할 때는 내가 하루 중 담배 피우는 시간과 장소, 상황을 생각하면서 그때 어떤 만족감을 느꼈는지 적고, 나쁜 점은 건강을 제외한 항목이 최소 세 가지가 되도록 적어보자.

> **흡연의 좋은 점**
>
> 1. 스트레스가 풀린다
> 2. 집중이 잘된다
> 3. 외로울 때 친구가 되어준다
> 4. 없으면 화장실을 못 간다
> 5. 인간관계를 위해 필요하다
> .
> .
> .
>
> **흡연의 나쁜 점**
>
> 1. 아이들이 싫어한다
> 2. 건강에 안 좋다
> 3. 냄새난다
> 4. 옷과 가방이 지저분해진다
> 5. 비싸다
> .
> .
> .

담배를 피우는 대부분의 사람들이 꼽는 흡연 이유는 '스트레스'다(그래서 금연에 실패하는 이유 또한 스트레스다). 그 외에도 아주 다양한 이유들이 있다.

🍂 공익 근무를 하고 있는 스물두 살 찬양 씨의 흡연 이유는 한 가지다. 그는 흡연을 많이 하지도 않는다. 하루에 두세 개비 피우는 게 전부다. 하지만 찬양 씨에게 담배는 굉장히 큰 의미를 지닌다. 근무를 마치고 아무도 없는 자취방으로 돌아온 그에게 담배는 유일한 친구가 되어준다. 기분이 우울할 때나 외로움이 엄습할

때 유일하게 그를 위로해주는 친구다.

🍃 소설을 쓰는 30대 작가 민우 씨에게 담배는 글을 쓸 수 있게 해주는 마법의 지팡이다. 담배를 한 대 물고 있어야 집중이 되고 뭔가를 쓸 수 있다. 민우 씨에게 금연이라는 건 글쓰기를 포기하라는 것과도 같은데, 그건 작가에겐 사형선고다.

🍃 헤어숍에서 일하는 스물다섯 미선 씨에게 담배는 휴식이다. 3년 전 숍에 처음 들어왔을 때까지만 해도 미선 씨는 담배를 피우지 않았다. 한데 일을 하면서 깨달은 것이, 정해진 휴식 시간이 없는 헤어숍에서 수시로 쉬는 사람들은 흡연자들이라는 사실이었다. 선배들이 한두 시간에 한 번씩 나가서 몇십 분을 쉬다 오는데 누구도 뭐라 하지 않는 걸 보고, 이곳에서 담배를 피우지 않으면 큰 손해로구나 하는 생각이 들었다. 지난 3년 동안 담배는 미선 씨에게 유일한 휴식의 수단이 되어줬다.

그 밖에도 담배는 누군가에겐 배변을 도와주는 약이기도 하고, 인간관계의 매개체이기도 하며, 다이어트나 기분을 전환하는 수단이기도 하다. 담배의 백해무익함이 과학적으로 아무리 증명되었다 해도 흡연자 각자에게는 나름의 쓸모가 있는 것이다.

흡연에 나쁜 점, 불리한 점이 많다는 거야 상식 중의 상식이다.

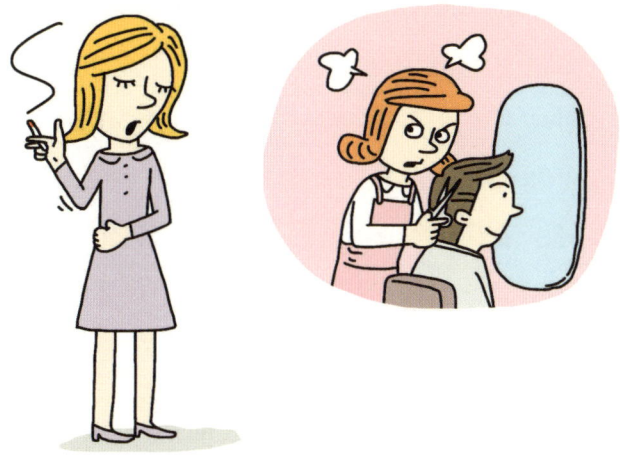

건강에 좋지 않다는 것은 누구보다 흡연자 자신들이 절실히 느낄 테고, '혐연권' 운운하며 흡연에 점점 더 적대적이 되어가는 사회 분위기 때문에 어딜 가나 환영받지 못한다. 찌든 냄새와 가족들의 잔소리도 문제고, 담배 가루나 담뱃재로 지저분해지고 자칫 불티로 구멍까지 나는 옷과 가방도 골치다. 그러나 무엇보다 기본적인 문제는 매시간 담배에 얽매여 있어야 한다는 사실이다(오래 앉아 있어야 하는 중요한 자리에 갈 때마다 불안해지는 것도 이 때문이다).

이러저러한 이유로 당장의 흡연이 중요한 이들에게 금연이란 아주 힘든 결정이다. 흡연이 각자에게 지닌 좋은 점들을 포기해야 하기 때문이다. 그들에게 금연은 스트레스를 풀 길이 사라지는 막막함의 시작, 오랜 친구를 잃는 슬픈 일, 힘들게 해온 다이어트가 무너지는 허망한 일일 수 있다.

그렇다면 이렇게 어려운 금연을 도대체 왜 해야 하는 걸까? 이론적이거나 상투적인 답이 아닌 '나만의 답', 구체적인 답을 찾기 위해 이번에는 '내가 만약 금연을 한다면 어떤 점이 좋고 어떤 점이 나쁠지' 적어보자.

아까 적은 내용(흡연의 좋은 점과 나쁜 점)과 지금 적은 내용(금연의 좋은 점과 나쁜 점)을 비교해보면 금연의 좋은 점은 흡연의 나쁜 점과, 금연의 나쁜 점은 흡연의 좋은 점과 닮았음을 알 수 있을 것이다. 그렇다면 만약 금연의 나쁜 점을 없앨 수 있다면 어떨까? 다시 말해서, 흡연의 좋은 점을 금연 후에도 잃어버리지 않을 수 있다면 어떨까? 아무리 힘든 금연이라도 한번 해볼 만하지 않을까? 맞다, 올바른 금연이란 흡연의 장점을 잃는 과정이 아니라, 흡연의 장점을 새로운 방식으로 유지하면서 금연의 장점 또한 취하는 일석이조의 과정이어야 한다.

지금까지 자신의 흡연과 금연에 대해 구체적으로 생각해본 당신, 정말 금연을 원하는가? 답이 '예스'라면 함께 기쁜 마음으로 다음 단계로 넘어가겠지만, 아직도 '노'이거나 '글쎄'라면 위의 과정을 진지하게 반복해보기 바란다.

'예스'를 하고 다음 단계로 넘어가는 사람들은, 지금까지 정리한 흡연과 금연의 장단점을 토대로 하여 나만의 금연 이유를 찾도록 하자. 금연의 이유는 많을수록, 또 구체적일수록 좋다.

비흡연자들이 흡연을 싫어하는 이유

1. 멀리 있어도 느껴지는 담배 연기
2. 흡연자의 입과 몸, 옷 등에서 나는 냄새
3. 내 몸에 배는 담배 냄새
4. 여기저기 버리는 담배꽁초
5. "크윽~ 퉤", 시도 때도 없이 뱉어내는 가래침
6. 살이 데거나 옷에 구멍 날까 무서운 담뱃불
7. 중요한 순간에 꼭 사라지는 흡연자들
8. 내가 피우지도 않는데 해를 입는 나의 건강

금연의 좋은 점

1. 건강해진다
2. 담뱃값이 절약된다
3. 가족들이 좋아한다
4. 냄새가 나지 않는다
5. 자신감이 생긴다
  .
  .
  .

금연의 나쁜 점

1. 스트레스를 풀 수 없다
2. 허전하다
3. 화장실에 가지 못한다
4. 살이 찐다
5. 사회생활이 어렵다

🍃 40대 회사원인 철수 씨는 얼마 전부터 기침이 유난히 많아졌다. 약을 먹어도 좋아지지 않았고, 기침은 점차 더 심해졌다. 20

년 넘게 하루 한 갑씩 담배를 피워온 데다 할아버지가 폐암으로 돌아가셨기에 혹시 폐암 아닐까 하는 생각이 들어 잠도 오지 않았다. 그러던 어느 날 아침, 기침과 함께 나온 가래에 빨간 피가 섞여 있었다. 너무 놀란 그는 가지고 있던 담배를 던져버리고 병원을 찾았다. 검사 결과를 기다리는 일주일간 철수 씨는 암담했다. 아무 생각 없이 담배를 피워온 지난 20년이 너무도 후회스러웠고, 담배의 존재 자체가 원망스러웠다. '내 다시는 담배를 쳐다보지도 않으리라', 굳게 결심했다. 일주일이 지난 후 결과를 보기 위해 다시 병원을 찾았을 때, 다행스럽게도 별것 아니라는 진단을 받았다. 철수 씨는 병원을 나서자마자 담배를 사서 한 대 피워 물었다. 그의 우연한 금연은 그렇게 끝이 났다.

🍃 스물여덟 살인 민수 씨는 10년간 담배를 피우면서 금연을 세 번 해봤다. 그중 한 번은 훈련소 시절 어쩔 수 없이 금연을 한, 그러니까 강제로 못 피웠던 5주간이었고 나머지 두 번은 모두 당시 사귀었던 여자 친구 때문이었다. 첫 번째 때의 여자 친구는 재떨이에 뽀뽀하는 것 같은 느낌이라며 금연을 요구했다. 자기를 사랑한다면 그 정도는 해줘야 하는 것 아니냐는 말에 억지로 금연을 시작했고, 중간 중간 한 개비씩 피우긴 했어도 3개월쯤 유지했다. 하지만 그녀와 헤어진 후 다시 피우게 됐다. 두 번째 금연도 비슷했다. 간호사였던 여자 친구가 금연하지 않으면 헤어지겠다고 엄

포를 놓아서 몇 달간 끊었지만 먼저와 마찬가지로 그녀와 헤어지고 난 후에는 담배로 돌아갔다, 오히려 전보다 더 많은 양을 피우게 되었다.

철수 씨와 민수 씨의 경우는 다른 듯하면서도 비슷하다. 두 사람 모두 금연의 이유가 단 하나였고, 그 이유가 사라지자마자 다시 흡연을 시작했다. 특히 민수 씨는 그 한 가지 이유마저 본인 아닌 타인이 제공한 것이었다. 만약 그들의 금연 이유가 복합적인 것이었다면 어떻게 됐을까? 한 가지 이유가 사라지더라도 나머지 이유들이 금연을 유지시켜주지 않았을까? 재흡연을 망설이게 하고 다시 생각해보도록 하지 않았을까?

금연 이유나 계기가 남다른 경우도 많다. 네 살짜리 아들이 어느 날 새우과자를 먹으며 담배 피우는 흉내를 내는 것을 보고 놀라서 금연을 결심한 경우가 있는가 하면, 초등학교 2학년 아들이 학교 과제물에 엄마의 특기를 '담배 피우기'라고 적은 걸 보고 금연한 경우도 있다. 태권도 국가대표가 되는 게 꿈인 한 중학생은 자신의 롤 모델인 태권도 선수가 비흡연자라는 사실을 알고 담배를 끊었다. 담배를 피우면서 오토바이를 타다가 사고가 난 후 금연을 결심한 고등학생도 있다. 10여 년 전 고 이주일 씨의 금연 광고와 사망을 계기로 흡연율이 뚝 떨어졌던 일도 있고, 소정의 상품권을 지급하던 TV 쇼프로그램의 금연 이벤트를 보고 금연을 시작한 사

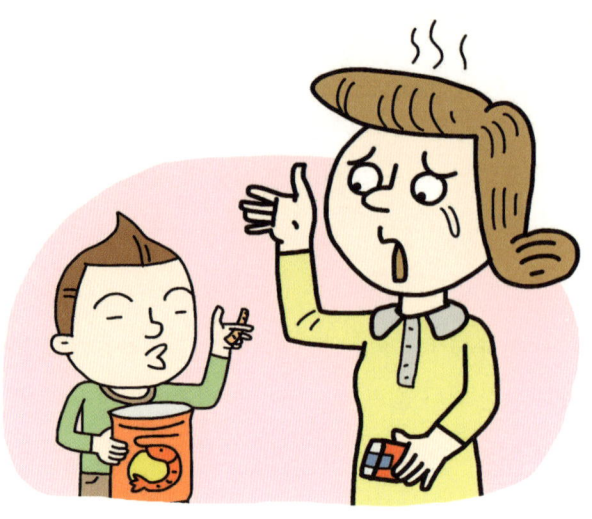

례도 많다.

이처럼 금연의 이유는 다양하다. 한 개인에게도 복합적인 이유가 있게 마련이다. 대표적 금연 이유인 스스로의 건강을 비롯해 가족의 건강과 행복한 삶, 자신감 확보, 경제적 이득, 대인관계 개선이나 일의 능률 향상, 시간 절약 등등 다양한 측면에서 찾을 수 있다. 상황이나 직업의 특성과 관련해서는, 시간에 쫓기는 수험생은 집중을 위한 충분한 시간의 확보가, 고객과의 접점에서 근무하는 서비스 직종의 사람들에게는 '냄새로부터의 자유' 또한 금연 이유가 될 수 있다. 아무튼 중요한 것은, 구체적인 '나의 상황, 나의 이유'로 좁혀 들어가야 한다는 것이다.

지금 정리하는 금연의 이유들은 평생 금연을 유지하는 데 있어서 좋은 버팀목이 되어줄 것이다. (대부분의 흡연자에게 필수 금연 이유인 건강 외에 최소 3가지 이상의 다양한 금연 이유를 구체적으로 작성한다.)

내가 금연해야 하는 이유

1. _____
2. _____
3. _____
4. _____
5. _____

**내가 담배를 피우든 피우지 않든
지금 이 순간은 지나갈 것이다**

작성된 금연 이유는 위와 같이 작은 카드 형태로 여러 장 만들어 눈에 띄는 곳이나 평소 흡연을 자주 했던 장소에 붙이고, 지갑이나 주머니에도 넣어두자. 흡연 욕구가 심해질 때마다 한 번씩 읽어보면 금연 유지에 도움이 된다.

태국의 유명한 금연 광고가 있다. 예닐곱 살 정도의 여자아이와 남자아이가 길에서 담배를 피우는 사람들에게 불을 빌려달라고 청한다. 당신이라면 어떡하겠는가? 어린아이들이 담배를 피우겠다고 라이터 좀 빌려달랄 때 선뜻 내주겠는가? 아마 대부분은 절대로 허락하지 않을 터이다. 라이터를 주기는커녕 엄청나게 잔소리를 해댈 것이다. 광고 속 사람들도 마찬가지였다. 모두 아이들에게 담배 안에 온갖 해로운 물질이 얼마나 많이 들어 있으며, 흡연을 하면 어떤 질병에 걸리는지를 설명하면서 담배를 피우면 안 된다고 설득했다. 그러자 아이들은 종이 한 장을 그들에게 주고 사라진다. 거기엔 이런 내용이 적혀 있다.

"당신은 저를 걱정하시는군요. 그런데 왜 스스로는 걱정하지 않나요?"

나의 흡연 바로 알기

금연 이유가 정해졌다면, 금연 준비의 둘째 단계는 '나의 흡연에 대해 바로 알기'다. 이 단계는 앞서 했듯이 흡연의 좋은 점 등을 찾는 게 아니라 본인의 니코틴 의존도나 흡연 습관을 정확히 파악해서 그에 맞는 금연 방법을 결정하고 금연 시작 후에 발생할 수 있는 어려움들을 미리 예측해보는 단계다.

우선 마약보다 중독성이 강하다고 알려진 니코틴에 내가 얼마나 의존하고 있는지를 평가해보도록 하자. 흡연과 관련된 6가지 질문에서 나에게 해당하는 답을 체크하고 그에 따른 점수들을 합쳐서 결과를 내게 된다(0점~10점). 점수가 높으면(7점 이상) 니코틴 의존도가 높은 것으로, 그럴 경우 대개 금연 초기에 강한 흡연 욕구와 금단증상 때문에 포기하는 수가 많다. 반대로 니코틴 의존도가 낮은 경우(3점 이하), 흡연 욕구나 금단증상보다는 상황과 장소, 시간 등과 연결되어 있는 흡연 습관 때문에 실패하는 수가 많다. 따라서 니코틴 의존도가 6점 이상이고, 실제로도 강한 흡연 욕구나 금단증상 때문에 하루 이틀조차 금연을 유지하기가 힘들다면 금연 초기에 니코틴 보조제나, 금연치료 약물 등의 도움을 받는 편이 좋다.

그럼 나는 도대체 언제 어디서, 어떤 이유로 담배를 피우고 있을까? 금연을 시작할 때 내가 언제 어떤 상황에서 흡연 욕구가 생기

	점수	응답 범주
1	하루에 보통 몇 개비나 피우십니까?	⓪ 10개비 ① 11~20개비 ② 21~30개비 ③ 31개비 이상
2	아침에 일어나서 얼마 만에 첫 담배를 피우십니까?	③ 5분 이내 ② 6~30분 사이 ① 31분~1시간 사이 ⓪ 1시간 이후
3	금연구역(도서관, 극장, 병원 등)에서 담배를 참기가 어렵습니까?	① 예 ⓪ 아니오
4	하루 중 담배 맛이 가장 좋은 때는 언제입니까?	① 아침 첫 담배 ⓪ 그 외의 담배
5	오후와 저녁 시간보다 오전 중에 담배를 더 자주 피우십니까?	① 예 ⓪ 아니오
6	몸이 아파 하루 종일 누워 있을 때에도 담배를 피우십니까?	① 예 ⓪ 아니오

는지를 알고 있다면, 그래서 그런 상황에서의 대비책을 미리 세워 뒀다면, 금연은 훨씬 수월해질 것이다. 미리 알고 대비한 시련과 준비 없이 맞은 시련은 당연히 큰 차이가 난다.

본인의 흡연 습관에 대해 이미 정확히 알고 있다면 하루에 피우는 개비 개비에 맞춰 시간, 상황, 장소, 기분 등을 적고, 그렇지 않다면 흡연일지를 작성해보자. 흡연일지 작성 방법은 어렵지 않다. 아래와 같은 작은 표를 만들어 담뱃갑 겉면 셀로판지 밑에 끼워 두고 담배를 피울 때마다 시간, 장소, 상황, 기분 등을 적으면 된다. 평일뿐 아니라 주말도 반드시 포함시켜 최소 3일 정도 작성하자.

꼼꼼히 작성한다면 아마 전에는 자세히 알지 못했던 본인의 흡연 습관을 정확하게 파악하는 계기가 될 것이다. 그래서 앞으로 금연을 시작했을 때 어떤 시간과 상황, 어느 장소, 무슨 기분일 때 흡연 욕구가 생길지를 미리 알 수 있게 되어 그에 대비할 수 있으며, 어느 요일에 금연을 시작하면 더 유리할지 또한 알게 될 터이다.

나에게 맞는 금연 방법은?

이번에는 금연 방법이다. 여러 방식이 있다. 의지만으로 끊는 방법, 보조제나 약물을 사용하는 방법, 그리고 이런저런 대체 용품을 사용하는 방법 등이다. 앞에서 알아본 흡연 습관과 니코틴 의존도 따위를 감안하여 금연 방법을 정하는 것이 좋다.

날짜 :

No	시간	장소	기분	상황
1	:			
2	:			
3	:			
4	:			
5	:			
6	:			
7	:			
8	:			
9	:			
10	:			

날짜 :

No	시간	장소	기분	상황
1	:			
2	:			
3	:			
4	:			
5	:			
6	:			
7	:			
8	:			
9	:			
10	:			

*흡연일지의 예시

날짜 : 2월 24일 (금)   15개비

No	시간	장소	기분	상황
1	7:30	아파트 앞	보통	출근
2	8:40	회사 흡연실	보통	근무준비/커피
3	10:10	〃	나쁨	스트레스
4	11:30	〃	나쁨	스트레스
5	12:40	길	보통	식후
6	15:10	회사 흡연실	보통	회의 후
7	16:25	〃	보통	졸림
8	18:30	〃	좋음	퇴근 직전
9	19:00	호프 집	좋음	회식
10	:	〃	좋음	회식
11	:	〃	좋음	회식
12	:	〃	좋음	회식
13	:	〃	좋음	회식
14	:	〃	좋음	회식
15	23:00	집 앞	보통	

날짜 : 2월 25일 (토)   3개비

No	시간	장소	기분	상황
1	10:00	아파트 앞	보통	아침 식후
2	16:00	〃	보통	그냥
3	20:00	〃	보통	자기 전

1. 의지만으로 하는 금연

첫째는 의지 하나만으로 담배를 끊는 방법이다. 이 경우 1년간 금연에 성공할 확률은 3~5%다. 100명 중 네다섯 명만이 금연에 성공한다는 얘기다. 경쟁률로 치자면 20 대 1이 넘지만, 잊지 말아야 할 점은 금연 성공자의 90%가 의지만으로 도전한 사람들이라는 사실이다. 엄청 힘들어도 그만큼 많은 사람이 도전하고 있고, 성공한 사람들이 장기간 유지하고 있는 방법이다.

의지만으로 하는 금연의 대표적인 방식은 서서히 담배를 줄여가다가 끊는 감연법(減煙法)과 단번에 싹 끊어버리는 단연법(斷煙法)이다. 대부분의 사람이 담배를 천천히 줄여가면서 끊는 게 더 쉽지 않을까 생각하지만, 사실은 그렇지 않다. 시작 날짜를 정하고 그날로 완전히 금연을 하는 단연법이 감연법보다 성공률이 높다. 흡연량이 많거나 니코틴 의존도가 워낙 높아서 금연 시에 흡연 욕구나 금단증상이 아주 심할 게 확실한 경우라면, 금연 시작 전에 흡연량을 절반 이하로 줄이는 것을 추천한다. 또는 시작일을 정하고 그날까지 금연을 차근차근 준비하려 한다면, 시작일 이전에 하루 한두 개비씩 줄여가며 금연을 연습하는 것도 나쁘지 않다. 하지만 단연법의 공통적인 조건은 금연 시작일을 미리 정해놓고, 그날부터는 한 개비 한모금도 피우지 말아야 한다는 것이다.

그렇다면 감연법, 즉 담배를 줄여가는 방법은 무엇일까? 흡연량 자체를 줄이는 방식과 니코틴의 양을 줄이는 방식이 있다. 흡연량

줄이기는 아주 간단하다. 하루에 피우는 개비 수를 한두 개씩 줄이면 된다. 또는 평소보다 빨리 담뱃불을 끄면 된다. 평소에 거의 필터 끝까지 피웠다면 3분의 2가량 탔을 때 끄고, 평소 3분의 2가량 피웠다면 절반쯤에서 끄면 된다. 한편 개비 수를 줄이는 요령은, 그날 피울 개비 수만큼만 아침에 갖고 나가는 것이다. 그러면 몇 대를 피웠나 일일이 신경 쓸 필요 없이 몇 개비 남았는지만 보며 피우면 된다.

다음은 니코틴 줄이기다. 지금 당신이 피우고 있는 담배를 꺼내어 담뱃갑 옆면을 살펴보라. 다들 알고 있듯이 타르와 니코틴의 수치가 적혀 있다. 그 수치는 담배 한 개비에 들어 있는 양이다. 제품에 따라 니코틴이 많게는 1mg에서 적게는 0.05mg까지 아주 다양하다. 이 양을 참고하여 담배 제품을 바꿔 피우면 된다. 즉, 평소에 피우던 개비 수는 유지하되 0.5mg 이상의 고(高)니코틴 담배를 피우던 사람이라면 0.3mg 안팎의 담배로 바꾸고, 0.3mg 안팎의 담배를 피우던 사람이라면 0.1mg 이하의 저(低)니코틴 담배로 바꿔 피우면 된다.

흡연량을 줄이든 니코틴 양을 줄이든 감연법에서 유의해야 할 점이 있다. 이전에 담배를 피울 때 보인 행동 습관들, 즉 담배를 무는 깊이, 빨아들이는 정도, 그리고 (니코틴 줄이기의 경우) 피우는 길이 등은 원래 습관 그대로 유지해야 한다. 자기도 모르는 사이에 담배를 더 깊이 물고, 강하게 빨아들이고, 필터 바로 앞까지 피울 수도 있기 때문이다. 이는 목표 달성에 큰 지장을 주게 된다는 점을 반드시 기억하자.

2. 니코틴 보조제를 사용하는 방법

이번에는 니코틴 보조제를 사용하는 방법이다. 중독 물질로서 금단증상을 일으키는 니코틴을 담배가 아닌 다른 수단에 의해 체내에 공급하는 방법으로, 금연 초기의 금단증상이나 흡연 욕구를 약화시키는 역할을 한다. 대개 보조제를 사용했을 경우 성공률은 의지로 했을 때보다 세 배 정도(15%) 높다. 파스처럼 몸에 붙이는 패치(가장 일반적이다), 껌, 사탕 등의 형태가 있으며, 각 종류마다 니코틴 농도가 다른 단계별 제품이 있다.

패치의 경우, 1단계-2단계-3단계의 패치를 각 2주씩 사용하는 것이 원칙이지만 흡연량에 맞춰 단계 조절이 가능하고, 길어도 8주 이상은 권하지 않는다. 임신수유부나 18세 미만 청소년, 최근 심혈관 질환을 겪은 사람은 사용이 금지돼 있다. 하루 종일 파스처럼 붙이고 있어야 하니 만약 피부가 민감하거나 질환이 있다면 패치 형태가 아닌 보조제를 사용하는 게 좋다.

금연을 시작하는 날 아침에 털이나 땀이 많지 않은 팔이나 등 쪽에 패치를 붙이고, 니코틴이 과하게 흡수될 경우에 생기는 증상인 두통, 어지러움, 울렁거림 따위는 없는지 주의 깊게 살핀다. 혹 그런 증상이 나타나면 용량이 낮은 단계의 패치로 바꾼다. 반대로 패치를 붙였는데도 금단증상이나 흡연 욕구가 줄어들지 않는다면 의사나 약사와 상담한 후 고용량의 것으로 바꾸거나 다른 형태의 보조제를 추가로 사용한다. 한 가지 주의할 점은, 평소 잠을 자다 중간중간 흡연을 했거나 아침 첫 담배를 참기가 너무 힘든 경우를 제외하고는 자기 전에는 패치를 떼어내라는 것이다. 생각해보라. 밤사이엔 담배를 안 피웠던 사람에게 수면 시에도 계속 니코틴이 몸으로 들어오면 부작용이 생길 수밖에 없다. 니코틴의 각성 효과 탓에 잠이 잘 오지 않는다거나, 자다가 자주 깬다거나, 꿈을 너무 많이 꾼다거나 하는 갖가지 수면장애 증상을 겪을 수 있으니 주의해야 한다.

다음으로 니코틴 껌. 흡연 욕구가 일 때 이것을 입에 넣고 씹다가 알싸한 느낌이 들면 잇몸과 뺨 사이에 (마치 사탕을 물고 있듯이) 넣고 기다리고, 알싸한 느낌이 사라진다 싶으면 다시 씹는다. 이를 30분 정도 반복한다. 이때 나오는 침과 단물을 삼킬 경우 목이 따갑거나 울렁거리는 등의 부작용을 느낄 수 있는데, 불편하다면 뱉어내도 된다. 껌에 들어 있는 니코틴은 단물이 위장에서 흡수되며 효과를 내는 게 아니라, 껌을 물고 있을 때 구강 점막을 통해 바로 흡수되기 때문이다. 따라서 껌을 씹기 전에 음료수나 커피 등 다른 음식을 먹은 상태라면 구강 점막에 묻어 있는 음식물 때문에 흡수가 방해될 수도 있으니 주의해야 하고 혹 음식물을 먹은 후 바로 니코틴 껌을 사용해야 할 경우에는 양치질이나 가글을 해주면 도움이 된다.

　니코틴이 구강 점막을 통해 흡수되므로 피부를 통해 흡수되는 패치에 비해 효과가 훨씬 빨리 나타난다. 그래서 좀 딱딱하다는 단점이 있음에도 니코틴 껌은 금연 시도자들이 즐겨 찾는 보조제인데, 그만큼 중독 정도가 크기 때문에 이 또한 장기간의 사용을 금해야 한다. 모 영화배우가 금연한 지 1년이 됐는데도 여전히 니코틴 껌을 사용하고 있다고 밝힌 적이 있듯이, 금연 후 수개월에서 수년까지 니코틴 껌을 끊지 못해 힘들어하는 경우가 많다.

　이런 껌 하나에 들어 있는 니코틴 양은 2mg 또는 4mg이다. 씹는 방법이나 시간에 따라 개인마다 흡수되는 양이 다르겠지만, 담배 한 개비에 함유된 니코틴이 적게는 0.05mg밖에 안 된다는 점을 잊지 말고, 반드시 피우던 담배의 니코틴 함유량을 확인한 뒤 흡연 시보다 많은 니코틴이 보조제를 통해 몸에 들어오지 않도록 해야 한다. 예컨대 니코틴 함량이 0.1mg인 담배를 하루 10개비 피우던 사람이 2mg 니코틴 껌 한 개를 씹었다면 이는 평소 흡연량 대비 두 배의 니코틴을 섭취한 셈이 된다. 따라서 니코틴 보조제를 무분별하게 사용하면 금연에 실패할 경우 흡연량이 증가하게 될 것이다.

　니코틴 사탕은 니코틴껌과 마찬가지로 구강점막을 통해 니코틴을 공급해주는 제품으로 치아에 문제가 있어 딱딱한 껌을 사용하기 힘든 사람에게 적합하다. 이 점 외에는 니코틴 껌 설명을 참조하면 된다.

3. 전문 의약품을 쓰는 방법

금연 관련 전문 의약품들은 담뱃값이 오른 이후로 많은 인기를 끌고 있다. 전문의가 진료 후 처방을 해줘야 사용할 수 있으며, 가장 많이 쓰이는 것은 두 종류다.

하나는 바레니클린(varenicline)이라는 금연치료제로, 뇌에 있는 니코틴 수용체에 니코틴 대신 결합하여 마치 담배를 피우고 있는 듯한 느낌을 준다. 이 약을 먹으면 담배를 피워도 제 맛이 느껴지지 않는다는 게 사용해본 사람들의 말이다. 금연 시작 일주일 전부터 먹기 시작해 증량 단계를 거친 후 3개월간 복용한다. 대표적인 부작용은 울렁거림이나 두통이며, 이런 증상이 심할 때는 반드시 의사와 상의하여 약의 양을 줄이거나 관련 증상을 줄이기 위한 추가 처방을 받아야 한다. 판매 초기에 우울감이나 자살 충동 같은 부작용 사례가 있었으나 최근에는 보고되는 사례가 거의 없는 듯하다. 이 약도 니코틴 보조제와 마찬가지로 임신수유부나 18세 미만 청소년은 사용이 금지돼 있고, 다른 정신과 약물을 복용 중이거나 심장 질환이 있는 사람, 신장 기능에 문제가 있는 사람은 사용이 제한될 수 있다.

또 하나는 부프로피온(bupropion)으로, 본래는 우울증 치료에 쓰였으나 현재는 금연치료제로 쓰인다. 뇌의 쾌락중추에 작용하여 도파민(신경전달물질의 하나로, 뇌신경 세포의 흥분 전달 역할을 한다) 재흡수를 억제하는 약으로, 바레니클린과 마찬가지로 금연 일주일 전부터 복용하기 시작해 증량 단계를 거친 후 7주간 사용한다. 입마름 증상과 두통이 대표적인 부작용이고, 자살 성향 증가나 구토, 변비 등도 나타날 수 있다. 임신수유부, 18세 미만 청소년, 발작 질환 병력이 있는 사람, 타 정신과 약물을 복용 중인 사람들은 사용이 금지돼 있다.

전문 의약품 사용자의 1년 금연 성공률은 20% 이상이다. 의지만으로 금연하거나 니코틴 보조제를 쓰는 방법에 비해 성공률이 매우 높은 편이나, 이는 단기간에 적은 인원을 대상으로 한 연구 결과라는 사실을 잊지 말아야 한다. 어떤 약물이든 니코틴에 의한 금단증상들을 완화해줄 뿐 몸에 배어 있는 흡연 습관을 고쳐줄 수는 없으므로 절대로 약물에만 의존해서는 안 된다. 어느 금연 방법을 선택하든 평생 금연을 위해서는 습관 교정을 위한 인지행동 요법이 반드시 같이 이루어져야 한다.

4. 적절한 방법 고르기

금연 방법은 본인의 흡연량과 니코틴 의존도, 그리고 금연 초기에 느끼는 금단증상의 종류와 강도를 고려하여 결정해야 한다. 이 중 가장 중요한 항목이 금연 초기에 느끼는 금단증상의 종류와 강도다. 아무리 흡연량이 많고 니코틴 의존도가 높다 해도 금연 시작 후 1주일 동안 힘든 증상을 보이지 않고 무리 없는 금연 유지가 가능하다면 니코틴 보조제나 전문 의약품보다는 감연을 통한 금연을 추천한다. 반면, 흡연량이 열 개비 이하로 적고 니코틴 의존도 5점 이하지만 금연 시작 후 하루 이틀도 견딜 수 없을 만큼 힘들다면, 니코틴 보조제나 전문 의약품을 사용하는 편이 보다 효과적일 수 있다. 금연 경험이 아예 없거나 지난 1년 이내에 금연을 해보지 않아 금연 이후의 증상에 대해 잘 모르는 사람이라면 하루나 이틀의 기간을 정해놓고 모의 금연을 해보면 도움이 된다.

유의해야 할 점으로, 위험한 기계를 다루거나 운전을 많이 하는 흡연자 중 금단증상으로 자주 졸린다거나 집중력 저하를 심하게 느끼는 경우는 금단증상의 지속 기간에 따라 가능하면 니코틴 보조제나 전문 의약품을 사용할 것을 권한다. 건강하게 오래 살기 위해 하는 금연인데 그 때문에 삶을 망칠 수는 없으니까.

흡연량	니코틴 의존도	금연 초기 증상 정도		추천 금연방법
20개비 이상	6점 이상	수월하다	→	절반 이상 감연 후 의지로 금연
		힘들다		고농도 니코틴 패치나 전문의약품
	6점 미만	수월하다		절반 이상 감연 후 의지로 금연
		힘들다		고농도 니코틴 패치
11~20개비	5점 이상	수월하다	→	절반 이상 감연 후 의지로 금연
		힘들다		중간 농도 니코틴 패치
	5점 미만	수월하다		의지로 금연
		힘들다		중간 농도 니코틴 패치
10개비 이하	5점 이상	수월하다	→	의지로 금연
		힘들다		저농도 니코틴 패치나 니코틴 껌
	5점 미만	수월하다		의지로 금연
		힘들다		저농도 니코틴 패치나 니코틴 껌

전자담배도 금연초도 아닌
나 자신을 믿는 것이 가장 좋은 금연 방법

담뱃값이 오르면서 한동안 전자담배와 빠는담배 스누스가 인기를 끌었다. 이 밖에도 여러 가지 담배 대용품이 금연에 관심 있는 사람들 사이에서 거론되었다. 그중엔 오래전부터 잘 알려진 금연초나 쑥담배 등 니코틴이 들어 있지 않아서 좋다고 광고하는 제품들도 포함된다. 어떤 사람은 이런 것들을 활용해서 금연을 했다고도 하고, 담배를 피우는 것보다 낫다고도 한다. 하지만 이들은 대개 건강에 유해하다는 사실에 유념해야 한다. 전자담배의 경우 발암물질인 포름알데히드가 일반 담배보다 많이 들어 있으며 금연초는 일산화탄소의 양이 담배의 수백 배에 이르는 등 일부는 담배보다 더 해로운 물질이 들어 있기도 하다. 얼마 전엔 전자담배 폭발사고도 잇따라 발생했다. 당신이 금연을 하려는 이유를 생각해보라. 거기엔 '건강'이 가장 중요한 요인으로 들어 있을 것이다. 담배가 몸에 해롭지 않다면 금연을 생각할 이유도 없었을 테니까. 그런데 단순히 금연을 좀 더 쉽게 하기 위해 건강에 해가 될 수도 있는 물질이나 제품에 의존해야 할까? 그보다는 당신 스스로를 믿고, 당신의 의지력을 발휘하는 편이 훨씬 확실하다.

내 인생 최고의 기념일! 금연 시작일 정하기

언제부터 금연을 할지 시작 날짜를 정하는 일도 간단치만은 않다. 많은 사람이 금연 시작일을 그냥 기분 내키는 대로 "지금부터/ 내일부터/ 월요일부터/ 내달 1일부터" 식으로 잡는 경우가 많다. 하지만 금연 과정에서 시작 날짜의 선정은 어느 단계 못지않게 중요하다. 아무런 계획 없이 지금이나 내일 등 너무 가까운 시점을 택할 경우, 금연 준비나 금연 시작 후의 어려움에 대한 대비가 제대로 이루어지지 않아 실패할 확률이 높아진다.

🍃 50대 초반의 용범 씨. 어느 날 갑자기 금연을 해야겠다는 생각이 들었다. 성격이 급한 그는 기다릴 수가 없었다. 금연 시작일을 일주일 뒤쯤으로 정하자는 금연상담사의 권유에도 그는 '지금 당장'을 고집했고, 그 결과 심한 금단증상에 전혀 대비를 못해 금연 시작 네 시간 만에 실패하고 말았다.

물론 용범 씨의 실패 이유가 꼭 금연 시작일 때문만은 아닐 것이다. 하지만 금연 후 맞게 될 상황을 찬찬히 예상하고 대비했다면 보다 나은 결과를 보았을 수도 있다. 심한 질환을 앓고 있는 사람이나 임신수유부에게는 되도록 이른 금연 시작일을 권하기도 하지만, 일반적으로는 금연자의 여건을 고려하면서 성공률을 높이기에 적합한 시작일을 정하는 편이 좋다.

일단 금연 시작일은 금연을 결심한 지금부터 2주 이내로 정하자. 날짜를 너무 느긋이 잡았다가 시작도 하기도 전에 금연 의지가 꺾여버려선 안되니까. 가까운 시일 안에 기념하고 싶은 날, 이를테면 생일이나 결혼기념일 같은 게 있다면 그날을 시작 날짜로 잡는 것도 좋다. 누구에게나 해당되는 것은 아니지만, 성형 등의 수술이나 임플란트 같은 치과 시술 때문에 어차피 금연이 불가피한 날을 활용하는 것도 나쁘지 않다. 금연 초기의 금단증상이 심한데 주말에는 편히 쉴 수 있는 사람이라면 금요일을 시작일로 정한다. 주나 월 단위로 특별히 스트레스가 많은 요일이나 날짜가 있다면 가능한 한 그날은 피하고, 시작일 후 한두 주일은 술자리가 없어야 한다. 여성의 경우 생리가 끝나는 날을 시작일로 잡는 것이 금단증상을 이겨내는 데 유리하다.

금연 시작일은?

1. 금연 결심을 한 지금부터 2주 이내
2. 생일, 결혼기념일 등 기념일
3. 스트레스가 없을 것이라 예상되는 날
4. 금단 증상이나 업무 스트레스가 심하다면 주말이나 휴가 날
5. 월경이 끝나는 날

작은 목표들 세우기

자, 금연 방법을 정했고 금연 시작일도 잡았다. 다음으로 할 일은 나에게 성취감과 자신감을 가져다 줄 작은 목표들을 세우는 것이다. 거창하거나 대단할 필요는 없다. 지금 이 순간 가장 자신 있게 할 수 있는 것부터 목표로 설정한다. 그걸 달성했을 경우 나에게 무슨 선물을 줄지, 보상 계획도 함께 세워보자.

🍂 30대 경호 씨는 금연을 시작하기 전에 단계별 목표를 세웠다. 첫 번째 목표는 금연 시작 전에 하루 20개비였던 담배를 10개비로 줄이는 것이었다. 그 목표를 달성하자 기념으로 평소 보고 싶었던 영화를 관람했다. 두 번째 목표는 지금까지 몇 차례의 금연에서 한 번도 넘겨보지 못한 '일주일'이었다. 술자리, 여자 친구와의 다툼, 업무 스트레스… 여러 고비를 가까스로 넘기며 어렵게 일주일을 지켰을 때 경호 씨는 고생한 자신에게 멋진 티셔츠를 선물했다. 다음 목표였던 한 달 금연을 달성한 후엔 여자 친구와 근사한 기념 파티를 했고, '금연 100일'이라는 네 번째 목표를 달성하면 모아둔 일정액을 여자 친구의 이름으로 기부하겠노라 약속했다.

🍂 평소 봉사와 구호 활동에 관심이 많은 재혁 씨는 금연 후 1년 동안은 한 달이 지날 때마다 아프리카 어린이 후원을 한 명씩

늘려가기로 결심해서, 현재 10명의 아이를 후원하고 있다. 그 아이들이 보내준 카드와 사진을 사무실 모니터 옆에 죽 붙여두고 담배 생각이 날 때마다 쳐다본다. 살상 무기라 할 담배를 어린 생명을 살리는 일과 맞바꾸고 있는 자신에게 뿌듯함을 느끼면서.

금연 기간	담배값	할 수 있는 일
하루	4,500	금연 간식, 조각 케익
일주일	31,500	보세 티셔츠, 목도리, 꽃다발, 휴대폰 케이스, 여자 친구와 영화보기, 종합비타민
한 달	135,000	운동화, 스포츠센터 등록, 기념 파티하기, 건강보조식품
100일	450,000	여자 친구와 근교 여행, 태플릿pc, 소형 가전제품, 스포츠센터 연간 회원권
6개월	810,000	가족들과 국내여행, 노트북, 중형 가전제품
1년	1,642,500	동남아 여행, 대형 가전제품, 아내에게 명품 백 선물, 안마의자

금연 선언의 인간관계학

경식 씨는 이번 금연이 열 번째다. 가족들 몰래 시작하기로 했다. 그간 금연을 할 때마다 성공할 거라고 가족들에게 큰소리쳤지만 사흘을 못 넘기기 일쑤였다. 처음에는 적극 도와주던 가족들도 몇 차례 반복한 후에는 경석 씨의 금연 선포에 시큰둥해졌다. 민망한 마음에 이번에는 아무도 모르게 하기로 한 것이다. 몰래 성공해서 모두에게 자랑해야지, 다짐했지만 역시 쉽지 않았다. 지금까지는 담배 생각이 나면 가족들의 기대를 생각해서 한 번 정도는 참았었는데 이젠 그런 부담조차 없는 '혼자만의 금연'이다 보니 망설임 한 번 없이 '내일부터 하지 뭐' 하며 피우고 말았다. 시작하고 하루 만이었다.

금연 선포는 단순히 지금부터 금연한다는 사실을 남에게 알리는 데 그치는 게 아니다. '금연을 할 테니 혹시 힘들어하거든 도와주세요'라는 의미와 함께 '내가 쉽게 포기하지 못하도록 감시해주세요'라는 의미도 있다. 그래서 흡연 충동이 올 때, 선언까지 한 사람으로서의 체면과 선언을 들은 사람들의 (때로는 매서운) 눈길을 생각해서 한 번 더 참게 된다. 승부욕이나 자존심이 강한 사람의 경우, 평소에 자신이 부담스러워하는 상대(어려운 윗사람이나 별로 좋아하지 않는 사람 등)에게 금연을 선포하기도 하며, 성공 여부를 놓고 남들과 내기를 걸기도 한다. 금연에 실패했을 경우 어려운 사람이나 싫은 사람, 또는 내기 상대에게 그걸 알려야 한다는 심적 부담이 포기 않고 버티는 데 상당한 도움이 되기 때문이다. 늘 같이 담배를 피우던 친한 사람과 내기를 겸해 나란히 금연하기도 하는데, 괜찮은 방법이지만 서로 별 부담이 없는 사이인 만큼 쉽게 내기를 무효화하고 함께 흡연을 재개할 위험도 있다.

한편, 금연 시에 짜증이나 불안, 예민함을 많이 보이는 사람은 그런 금단증상이 가장 심한 첫 일주일 동안 벌어질 수 있는 일에 대해서도 주변 사람들에게 미리 알리고 양해를 구하는 편이 좋다.

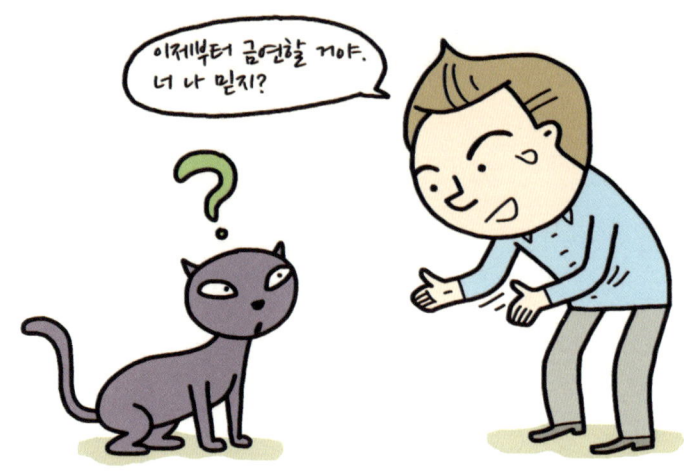

🍃 금연을 할 때면 짜증이 잘 나고 불안감, 초조함 등을 많이 느끼는 상태 씨는 금연 사흘째쯤이면 늘 아내에게서 듣는 말이 있다. "나한테 그렇게 짜증 낼 거면 차라리 담배를 피워!" 그래서 이번 금연 때 상태 씨는 미리 아내에게 금단증상의 지속 기간과 강도 변화에 대해 자세히 알려줄 계획이다. 물론 금단증상을 줄일 방법도 생각해야겠지만.

또 하나, 나의 금연을 옆에서 가장 많이 도와줄 가족이나 동료를 상대로 금연 서약서를 작성해보자. 서약서를 잘 보이는 곳에 걸어두고 흔들릴 때마다 읽는 것도 도움이 된다.

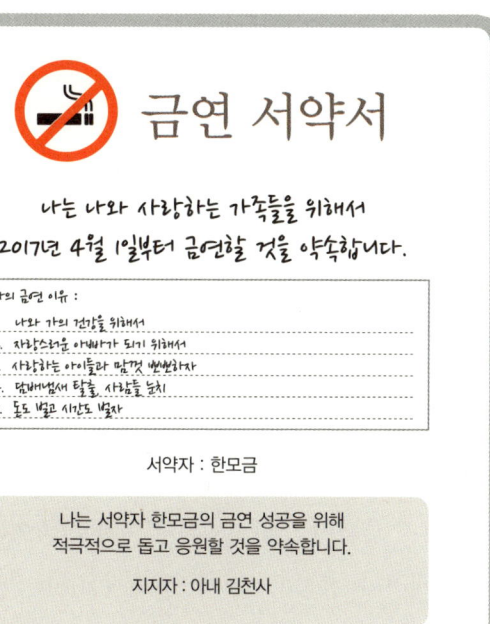

D-day 전에 미리 연습을 해두자

금연 시작일까지 이제 며칠이 남았을까? 누군가는 일주일이 남고, 누군가는 열흘이 남았을 수도 있겠지만, 그게 며칠이든 간에 그 디데이까지 할 일은 완벽한 금연을 위한 연습이다. 익숙했던 담배로부터 멀어지는 연습 말이다. 담배가 간절한 순간을 그냥 버텨도 보고, 흡연량을 줄여보기도 하고, 그간의 습관과는 전혀 다른 방식으로 흡연함으로써 담배를 낯설게 만들어보기도 하자.

1. 흡연량 미리 줄이기

얼마큼이나 줄여야 할까. 최선의 목표는 금연 시작 전날까지 5개비 이하로 줄이는 것이지만, 흡연량이 워낙 많아서 그리 줄이기는 힘들거나 반대로 이미 하루에 다섯 개비 이하만 피우고 있다면, 평소 흡연량의 절반 수준을 목표로 잡는다. 줄여야 할 개비 수가 정해졌으면 남아 있는 날수로 나누어 매일 몇 개비를 줄여야 할지 계산한다. 예를 들어, 하루 30개비를 피우고 금연 시작일까지 일주일이 남았으며 절반을 줄이는 것이 목표일 경우, 30(개비)÷2=15(개비), 15(개비)÷7(일)≒2(개비)다. 하루 15개비를 피우고 시작일까지 열흘이 남았고 5개비 이하로 줄이는 게 목표라면 15(개비)-5(개비)=10(개비), 10(개비)÷10(일)=1(개비)가 된다.

이렇게 계산을 한 뒤, 매일 아침 그날 피울 양의 담배를 준비한 후 하루를 시작한다. 단, 앞서 감연법 설명 때 얘기했듯이 평소의 흡연 행동 습관, 즉 담배를 무는 깊이나 빨아들이는 정도, 피우는 길이 등은 그대로 유지한다. 그런데 하다 보니 계산된 감축 숫자보다 더 줄이고 싶고, 실제로도 그럴 수 있다면? 고민할 것 없다. 줄일 수 있는 만큼 줄이면 된다.

2. 간절할 때 3분 참기

지금까지는 담배 생각이 나면 자동으로 담뱃갑과 라이터에 손이 갔겠지만 이제는 달라져야 한다. 스트레스 받았을 때, 식사를 한 뒤, 또는 기분이 좋지 않을 때 등 담배 한 모금이 간절한 순간에 이제부터는 담배를 집어 들지 말고 시계를 보며 3분만 참아보자. 시계를 보는 대신 물 한 잔을 천천히 마셔도 되고, 심호흡을 깊게 여러 번 해도 된다. 배우자나 연인에게 메시지 하나를 보내도 좋고 기지개를 크게 켜며 스트레칭을 해도 좋다. 그렇게 3분—. 자, 지금도 3분 전에 느꼈던 절박한 욕구가 그대로 남아 있는가?

3. 습관 파괴로 흡연을 낯설게 하기

익숙한 담배를 낯선 존재로 바꾸는 방법이다. 지금까지 담배를 오른손으로 피웠다면 이제 왼손으로 피우거나, 내 라이터를 버리고 담뱃불 붙일 때마다 남의 라이터를 빌려보자. 참새 방앗간 같았던 단골 흡연 장소에서는 특히 피우지 말자. 취향과 정반대의 담배를 골라서 피우자. 담뱃갑 뜯은 부분을 고무줄 따위로 칭칭 동여매어 담배 한 개비 뽑는 일이 큰 공사가 되게 해보자. 낯설어진 것과의 이별은 아무래도 덜 어렵게 마련이니까.

보조제나 전문 의약품 마련하기

본인의 니코틴 의존도나 금단증상의 정도, 흡연 유형에 따라 결정한 금연 방법이 보조제나 약물의 도움을 받는 것이라면, 시작일이 되기 전에 미리 그것들을 준비해둬야 한다. 니코틴 패치, 껌, 사

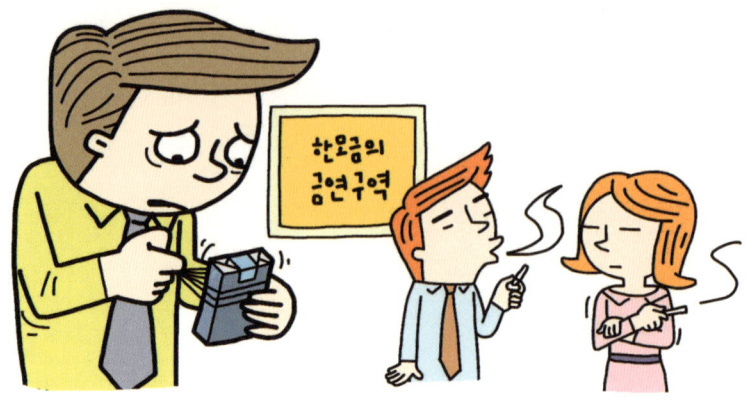

탕 등의 보조제는 약국에서 살 수도 있고, 보건소나 금연치료 병원에 가서 무료로 받을 수도 있다. 흡연량, 건강 상태, 피부 여건 등에 따라 보조제의 종류와 단계를 잘 선택해야 하므로 반드시 약사나 의사와 상담한다.

바레니클린이나 부프로피온 같은 전문 의약품을 사용하기로 했다면 금연 시작일이 일주일 이상 남았을 때 금연치료 병원을 방문해서 처방을 받고 일주일 전에 복용을 시작한다. 2015년 2월부터 건강보험 가입자를 대상으로 금연치료를 지원하고 있으니 건강보험공단 홈페이지에서 근처 병원을 검색하여 찾아가면 된다.

정리하자, 흡연의 잔재도 나 자신도

 건하 씨의 책상 서랍에는 그동안 모아놓은 라이터가 쉰 개

넘게 들어 있다. 일부러 모으려 한 건 아닌데, 가끔 심심풀이로 인형 뽑기 기계에서 집어 올리다 보니 어느새 그리도 많이 모였다. 또 그 아래 서랍에는 한정판으로 출시될 때마다 사둔 새 담배들이 수월찮이 들어 있다. 금연을 하려면 당연히 모두 버려야 한다는 걸 알고 있지만 몇 년에 걸쳐 모은 것들을 대뜸 버리자니 아까운 생각이 들었다. '내 의지가 문제지 이깟 라이터나 담배들이 있고 없고가 뭐 중요하겠어? 이게 돈으로 따지면 얼만데…' 결국 버리지 못했다. 금연 3일째 저녁, 평소 아끼기만 했지 피울까 하는 생각은 전혀 들지 않았던 한정판 담배에 대해 뜬금없는 욕구를 느끼고는 그걸 이겨내지 못하고 말았다.

그리고 두 번째 금연. 이번엔 조금 다를 듯했다. 먼젓번의 실패를 본보기 삼아, 이번에는 소장한 담배와 라이터를 모두 주변 사람들에게 나눠줬다. 이처럼 대범하게 시작한 지 일주일 후, 지난봄에 입다가 넣어둔 코트 주머니에서 우연히 담배를 발견했고, 그렇게 두 번째 금연 또한 파투가 났다.

금연 시작 전의 필수 과제 중 하나가 자신과 주변을 정리하는 일이다. 누가 담배를 코밑에 들이대더라도 절대 피우지 않아야 하는 게 바로 금연이므로, 담배를 옆에 두고 스스로를 훈련해야 한다는 사람들도 있지만 흡연과 관련된 물건들은 모두 정리하는 게 좋다. '견물생심(見物生心)'은 만고의 진리이니 말이다. 우선 갖고 있는 담배와 라이터, 재떨이 등 흡연용품을 싹 버린다. 아까워할 필요도, 아쉬워할 필요도 없다. 그것들은 비흡연자에겐 무의미한 물건인데, 이제 당신은 비흡연자가 될 예정이니까. 입다가 벗어둔 옷들의 주머니, 가방, 책상 서랍, 자동차 안까지 모두 살펴서 흡연 도구가 하나도 없도록 하자. 담배 냄새에 찌든 모든 것을 깨끗이 해보자. 냄새로 퀴퀴해진 옷은 세탁하고, 필요하면 거실과 방도 구석구석 털어내고, 커튼이나 침구도 빤다. 찌든 내를 지우기 위해 탈취제를 쓸 수도 있다. 차 안도 마찬가지다. 차의 재떨이를 깨끗이 치우고, 사탕이나 동전 등 다른 것을 담자.

주변 정리가 다 끝났다면 이번에는 자신을 정리할 차례. 타르 덕에 심하게 착색되고 치석도 많이 낀 불쌍한 치아를 위해 스케일링을 받는 것도 좋다. 이제부터 나의 이는 주인의 흡연 때문에 고통 받지 않아도 된다. 목욕탕이나 사우나에 가서 몸도 깨끗하게 씻으며 새로운 마음을 다지자.

담배를 대신할 새로운 습관 찾기

아주 크고 멋진 집이 있다. 식탁에는 신선한 과일과 야채가 올라 있고 냉장고에는 온갖 음식 재료가 가득하며, 여러 개의 널찍한 방에는 음악을 듣거나 영화를 볼 수 있는 첨단 오디오 비디오 기기, 게임을 즐기고 인터넷 서핑을 할 수 있는 고성능 컴퓨터, 각종 운

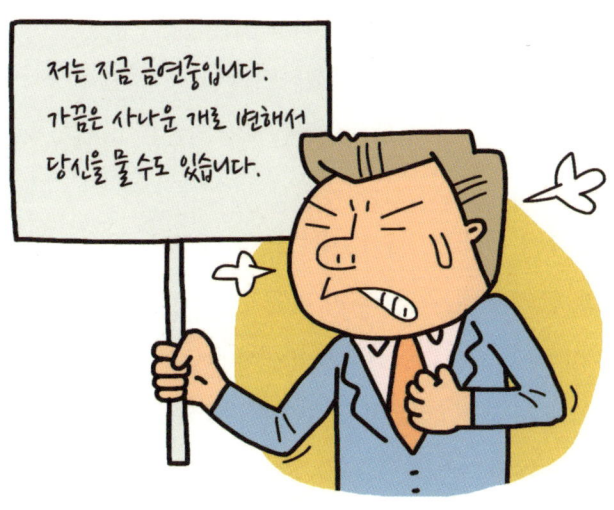

동 기구 따위가 즐비하다. 서재의 벽에는 수천 권의 장서와 각종 영화 CD가 그득 꽂혀 있다. 정원엔 아름다운 꽃이 만발했고, 고개를 들면 저 앞에 비췻빛 바다가 아득히 펼쳐져 있다. 이곳에서 당신은 사랑하는 가족들과 2박 3일 달콤한 휴가를 보낼 것이다. 모든 것이 완벽한 이곳에 유일하게 없는 것은 담배다. 담배 하나만 빠진 낙원에서의 사흘. 당신은 과연 잘 지낼 수 있겠는가?

아마 대부분의 사람이 '가능하다'고 답할 것이다. 실제로 필자에게서 이 같이 질문 받은 흡연자의 99%는 '그렇다'고 답했다. 이것이 바로 올바른 금연이다. 담배와 함께 보내던 시간들, 담배로 견뎌내던 순간들을 다른 무언가로 채우는 것이다. 그동안 스트레스 받았을 때, 화가 났을 때, 외로울 때, 무료할 때 등에 (아, 그리고 식사 후에도) 담배를 피워왔다면 이제는 다른 것들로 대체하는 것이다.

그렇다면 무엇으로 담배를 대신하면 좋을까? 어떤 상황이냐에 따라 조금씩 달라질 수 있겠지만 공통적인 결론은 '나에게 맞는 건강한 습관'이다.

흔히 금연 후의 새로운 습관으로 물 마시기, 심호흡, 스트레칭, 양치질, 금연 간식, 운동, 취미 활동 등을 권한다. 모두 좋은 습관들이다. 하지만 이것들 전부가 누구에게나 적합한 건 아니다. 예를 들어 대게 하루 2리터의 물을 마시라고들 하지만, 어떤 이는 건강상 물을 많이 마시면 안 되고, 또 어떤 이는 화장실에 가는 게 자유롭지 않아서 수분 섭취를 자제해야 할 수 도 있다. 마찬가지로, 식후엔 양치질이 아주 좋다고 하지만 여건상 양치질을 할 수 없는 사람들도 있다.

🍃 10년 전에 있었던 사고로 움직임이 자유스럽지 못하면서도 흡연을 계속했던 기범 씨가 금연 후 선택한 새로운 습관은 하모니카였다. 대개의 사람에겐 아주 쉬운 일인 물 마시기, 양치질하기, 스트레칭, 운동 등도 그에겐 결코 쉬운 일이 아니었기에, 오랜 고민 끝에 몸을 많이 움직이지 않아도 되는 하모니카 연주를 새로운 취미로 선택했고, 그 후 1년간 금연 성공과 함께 하모니카 실력까지 꽤 갖추게 됐다. 그는 장애우들을 위한 행사에서 연주할 계획도 있다.

🍃 가정주부인 인선 씨가 선택한 새 습관은 화초 키우기다. 물을 주고 먼지도 닦고, 분갈이에 가지치기까지. 남편과 아이들이 없는 낮 시간에 항상 담배를 피웠던 인선 씨는 이제 그 시간을 꽃과 함께 보내고 있다. 다음 달부턴 문화센터의 꽃꽂이 강의도 들을 계획이다.

새로운 습관으로 블로그에 글을 올리기 시작한 사람도 있고, 악력기나 줄넘기 운동에 열심인 사람도 있다. 담배가 생각날 때마다 금연을 응원해주는 가족에게 문자 메시지를 보내는 게 버릇이 된 사람, 그림일기나 편지 쓰기를 시작한 사람도 있다.

물론 물을 많이 마시고 화장실에 자주 가는 데 별 지장이 없는 경우라면 물 마시기는 굉장히 좋은 습관이다. 또 스트레스 상황에서 편안한 자세로 심호흡을 하는 것, 식후에 양치질하는 것, 커피 대신 카페인이 없거나 적은 차를 마시는 것, 입이 심심할 때 저칼로리 금연 간식을 먹는 것도 다 좋은 습관이다. 어떤 종류든 간에 '건강에 해가 되지는 않고, 꾸준히 할 수 있으며, 나에게 적합한 것'을 기준으로 삼아 새로운 습관을 선택해보자.

추천 금연 간식
오이, 당근, 다시마 조각, 해바라기씨 등
견과류, 볶은 검은콩, 무설탕 껌이나 사탕, 은단, 저지방 저칼로리 음식

비추천 금연 간식
설탕이 든 과자, 사탕, 초콜릿, 기름진 음식, 고지방 고칼로리 음식, 짠 음식

이젠 정말 안녕, 담배와 이별하기

내일이면 드디어 금연을 시작하는 날이다. 오늘은 지금까지의 준비 상황을 점검하고 부족한 건 없는지 확인해야 한다. 그동안의 금연 준비 기간에 우리는 자신의 흡연 습관을 세심히 파악했으며, 금연 이유도 충분히 생각했다. 나에게 맞는 금연 방법을 결정했고, 가족과 주변 사람들에게 금연을 선포하고 일부는 금연 서약서도 작성했으며, 스스로에 대한 보상 계획도 세웠다. 금연 연습을 했고 나에게 맞는 새로운 습관도 찾아봤다. 오늘 밤 잠자리에 들기 전에 담배와 라이터, 재떨이 등 흡연 도구를 모두 버리고 주변 청소도 마무리할 것이다.

하지만 지금부터 해야 하는 가장 중요한 한 가지가 남아 있다. 담배와 이별할 마음의 준비가 정말 되어 있는지 다시 한 번 확인하는 일이다.

"정말 담배와 이별할 마음의 준비가 되어 있는가?"

흡연 욕구와 벌이는 '3분의 싸움'

자, 금연 시작일이다. 금연이란 한 개비 한 모금의 담배도 피우지 않는 것이다. 간혹 감연(減煙)을 하면서 금연이라 생각하고, 담

No	준비 내용	확인
1	금연 이유 생각하기(금연 이유 카드 만들기)	✓
2	금연 선포하기	✓
3	금연 서약서 작성하기	✓
4	보조제 준비하기	해당 없음
5	보상계획 세우기	✓
6	금연 연습하기(담배 줄이기, 3분 참기 등)	✓
7	흡연도구 버리기	✓
8	새로운 습관 만들기	✓
9	금연 간식 준비하기	✓
10	주변 청소하기	✓
0	**담배와 이별할 마음의 준비하기**	✓

배에 불을 붙이고 입에 넣어 빨았으면서도 '연기를 삼키지 않았으니 금연'이라고 우기는 사람들이 있다. 아니다. 금연이라면 한 개비 한 모금의 담배도 피우지 말아야 한다는 점을 다시 한 번 기억하자. 금연 시작일로 정한 오늘은 1월 1일일 수도 있고, 가족이나 나의 생일일 수도, 아니면 그냥 어느 달 1일일 수도 있다. 뭐든 간에, 전 같으면 그냥 평범한 하루였을 오늘은 당신에게 건강과 행복을 가져다줄 인생 최고의 기념일이다.

금연을 시작한 지금부터 일주일간은 흡연 욕구를 포함한 금단 증상과 싸워야 한다. 아침 첫 담배를 가장 맛있는 담배라고 생각하던 사람, 기상 후 5분 이내 첫 담배를 피우던 사람에게는 아침에 일어나자마자 힘든 시간이 시작되었을 것이다. 그런 이들을 포함하여 모든 금연자가 반드시 기억해야 할 핵심적인 사실 하나가 있다. 금연은 3분의 싸움이라는 것이다. 물론 개인에 따라 2분이 될 수도, 5분이 될 수도 있지만 금연을 연습하면서 느꼈겠듯이, 평균적으로 3분쯤을 견디면 담배 한 개비를 참을 수 있다.

우리는 금연 준비 기간에 내가 흡연 욕구를 느끼는 순간들을 알아냈고, 그 순간에 담배 대신 할 일들을 준비해뒀다. 드디어 애써 찾아 준비한 그것들을 유익하게 활용할 때가 왔다. 아침 첫 담배 대신 시원한 물 한 잔과 함께 기지개를 켜고, 식후엔 담배 대신 양치질을 하고, 커피 대신 녹차를 한 잔 마시자. 나른한 오후엔 환기도 시키고, 가능하다면 계단 오르내리기나 산책도 해보자. 물론 니코틴 의존도가 높을 경우 처음 며칠간은 어떤 순간이 아니라 매 순간 흡연 욕구가 생길지도 모르지만, 그런 상황에서도 변하지 않는 것은 그 욕구와의 대결이 '3분의 싸움'이라는 점이다. 아울러, 내가 금연 중이라는 사실을 잊을 수 있도록 가능하면 몸을 바쁘게 움직여보자.

| 금단증상, 제대로 알고 이겨내기 |

니코틴의 반감기나 배출 과정을 봤을 때, 대개 마지막 담배를 피

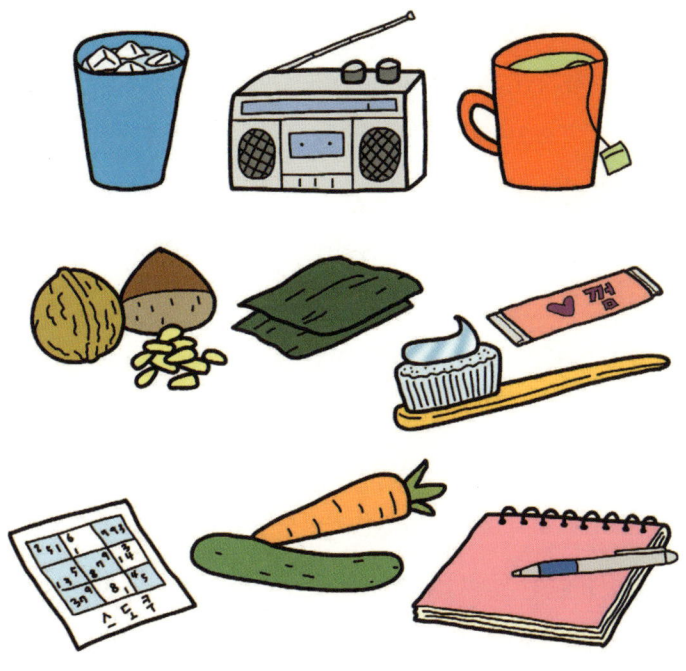

운 지 한 시간 이내에 흡연 욕구가 발생하게 되고, 두 시간이 지나면 예민함, 짜증, 불안, 두통, 집중력 장애 등의 금단증상이 나타나기 시작한다. 흔히들 금단증상이라 하면 드라마에서처럼 손뿐 아니라 온몸을 부들부들 떨면서 괴로워하며 뒹구는 모습을 상상하지만, 다행히도 금연으로 인한 금단증상은 마약이나 알코올 중독자에게 나타나는 금단증상보다는 견디기가 수월하다.

금단증상은 금연 시작 후 만 48시간이 되면 최고조에 이르고, 일주일이 지나면 제법 견딜 만해지며, 한 달여가 지나면 거의 사라지게 된다. 그렇다. 금단증상은 시간이 지나면 자연스레 사라지는 증상이다. 하지만 그 시간을 기다리는 게 많이 힘들고 일상생활이나 안전에 지장을 준다면 당연히 보조제나 전문 의약품의 도움을 받아야 할 것이다.

대표적인 금단증상으로는 위에서 든 예민함, 짜증, 불안, 두통, 집중력 장애 외에 불면, 소화 장애, 졸림, 어지러움 등이 있는데, 개인차가 커서 생각지도 못한 증상을 보이는 경우도 있다.

재석 씨에게 흡연 욕구를 참는 일은 어렵지 않다. 하지만 금연만 하면 시작되는 구내염 때문에 벌써 세 번째 재흡연을 했다. 지난해에 금연을 시도했을 때도 금연을 따라온 구내염이 담배를 다시 피울 때까지 1년여를 괴롭혔고, 두 달째인 이번 금연에서도 여전히 그 때문에 힘들다. 의사에게 보여 봐도 금단증상이라고 할 뿐이다. 아무리 약을 써도 그때뿐, 계속 재발하다가 신기하게도 담배를 한 개비만 피우면 언제 그랬냐는 듯 입안이 말끔해진다. 재석 씨는 이 기묘한 구내염 때문에 지속적인 금연이 사실상 불가능한 상황이다.

어떤 사람은 금연만 하면 복통이 심해지고, 또 어떤 사람은 마치 알코올 중독자처럼 손이 떨리기도 한다. 계속 설사를 하는 이도

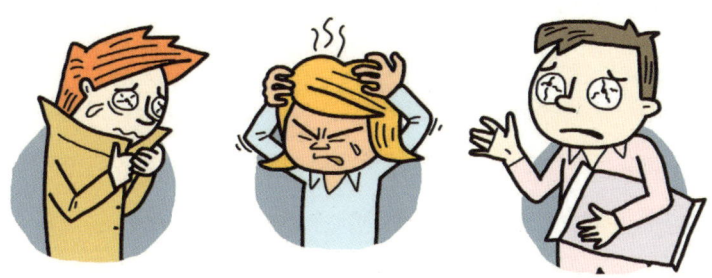

있고, 팔다리가 따가워 움직일 수도 없는 이도 있다.

  반면에, 금연 이후에 나타나는 모든 증상을 금단증상으로 단정 지어, 금연과 무관하고 별도 치료가 필요한 증상을 그냥 넘기는가 하면, 그 증상에 너무 집착해 금연을 포기하는 경우도 있으니 주의해야 한다.

  🍃 30대 회사원인 민철 씨는 금연을 하고 두 달쯤 지났을 때 열린 회사 체육대회에서 갑자기 쓰러졌다. 그는 그 일은 당연히 금연 때문에 생긴 금단증상의 하나라고 생각했다. 자신이 이전과 달랐던 점은 금연밖에 없었으니까. 하지만 민철 씨가 쓰러진 날은 가을답지 않게 햇빛이 굉장히 따가운 날이었고, 그는 다섯 시간이 넘도록 쉬지 않고 햇빛 아래 있었기에 일사병 증상으로 쓰러진 것이었다. 그러나 민철 씨는 그걸 금단증상으로 단정했고, 또 쓰러질까 두려워 다시 담배를 피워버렸다.

🍃 50대 회사원인 영일 씨의 경우도 비슷했다. 금연을 시작한 지 두 주일이 지났을 무렵부터 근무 시간에 졸음이 밀려와 일을 할 수 없을 지경이 되었다. 당연히 영일 씨는 금단증상이라고 생각해 재흡연을 할까 말까 고민했다. 바쁜 업무 때문에 계속된 야근과 밤늦게까지 마신 커피 탓에 충분한 수면을 취하지 못한 본인의 최근 생활은 전혀 고려하지 않고 말이다.

금연 이후에 온몸에 털이 많이 나기 시작했다고 호소하는 경우도 있었지만, 그 또한 다른 질병의 치료를 위해 복용하던 약물의 부작용이었다. 이처럼 금연 이후 시작된 증상이라면 그게 기침이든 피부 문제든 탈모든 모조리 금단증상으로 생각하는 사람이 생각보다 많다.

그러나 어떤 증상의 발생 시기가 금연 이후라고 해서 모두 금연으로 인한 금단증상은 아니다. 금단증상은 대부분 금연 시작 후 하루 이틀 안에 시작되며, 시간이 지날수록 완화되고, 다른 복합적인 증상들이 없다. 이 기준에 맞지 않는다면 우연히 금연과 같은 시기에 찾아온 다른 질환에 의한 증상이 아닌지 의심해볼 필요가 있다. 금연 중이라는 사실에 얽매여 더 큰 질병을 놓치는 일은 절대 있어서는 안 되니까.

금단증상은 어떤 중독 물질이 더 이상 공급되지 않을 때 생기는 심리적, 신체적 현상이며, 내 몸이 제대로 작동하고 있다는 증거다. 그렇게 오랫동안 몹쓸 중독 물질을 불쌍한 나의 몸에 공급해 왔다면 그것이 사라지는 커다란 변화에 내 몸이 적응할 시간을 주는 것은 당연하다. 그러면 기특하게도 신체는 새 상황에 적응해, 얼마 안 지나서 언제 그랬냐는 듯 좋은 컨디션을 회복할 것이다.

  금단증상의 강도 또한 아주 다양하다. 어떤 사람은 흡연량이 아주 적었는데도 금단증상이 너무 심해 하루하루가 괴로운 반면, 다른 사람은 하루 두 갑씩의 담배를 피웠음에도 아무런 금단증상이 없어 금연이 수월할 수 있다. 하지만 변하지 않는 사실은 우리 몸이 이겨내지 못하는 금단증상은 없고, 언제까지나 지속되는 금단증상도 없다는 것이다. 그러니 금연 이후 금단증상이 나타난다면 열심히 적응하고 있는 나의 몸에게 격려를 보내고, 너무 힘들 경우엔 적절한 조치를 취하며, 견딜 만하다면 연습해둔 새로운 습관의 도움 아래 자연스럽게 맞아주고 보내주자.

종류	대처방법
신경과민	1) 휴식을 취하고 신선한 공기를 마시며 산책한다 2) 운동을 시작한다 3) 심호흡으로 긴장을 이완시킨다 4) 전에 경험했던 조용하고 평화로운 장면을 생각한다
우울함	1) 운동을 하여 땀을 흘리고, 물을 많이 마신다 2) 몸을 편하게 눕히는 이완 운동을 한다 3) 따뜻한 물로 샤워한다 4) 과일 주스를 마신다 5) 즐거운 생각을 한다
불안	1) 온수로 목욕 또는 샤워를 한다 2) 가벼운 산책 또는 운동을 한다 3) 누워서 쉰다 4) 전에 경험했던 조용하고 평화로운 장면을 생각한다
두통	1) 물을 많이 마시고, 커피를 줄인다 2) 가벼운 운동을 한다 3) 온수로 목욕 또는 샤워를 한다 4) 신선한 공기를 위해 창문을 열거나 가벼운 산책을 한다 5) 5분간 누워서 휴식한다
갈증, 목, 잇몸, 혀의 통증	1) 얼음물 또는 주스를 한 모금씩 마신다 2) 껌을 씹는다 3) 심호흡을 한다 4) 양치질을 한다
집중력 감소	1) 휴식을 취하고 마음을 편히 갖고 심호흡을 한다 2) 많이 힘들면 잠깐 일을 중단하고 아예 눈을 붙인다
소화장애	1) 고지방 음식, 단 음식, 카페인 함량이 많은 음식 등을 피한다 2) 자극적인 음식을 피한다 3) 섬유소가 많은 음식을 먹는다.
기침	1) 물을 많이 마신다 2) 항생제를 사용하지 않는다 3) 가능한 한 기침을 약하게 한다
공복감, 배고픔	그때마다 칼로리가 낮은 스낵이나 음료를 먹고, 적당한 운동을 한다
불면	1) 오후 6시 이후에는 카페인이 함유된 음료를 마시지 않으며, 긴장을 풀고 명상을 한다 2) 잠자리에 들기 전에 따뜻한 샤워를 한대(숙면을 도움)
피로감	1) 금단증상이 심한 2주간 무리한 일을 피하고 잠깐씩 자면 도움이 될 수 있다 2) 금단증상과 함께 피로감이 올 수 있음을 주변에 알리고 양해를 구한다
따끔따끔 쑤시는 느낌	1) 따뜻한 물로 목욕을 한다 2) 따끔거리는 곳을 마사지해준다 3) 가볍게 산책한다

출처: 금연 길라잡이

③ 금연 지켜내기

| 금연만 하면 왜 스트레스가 더 심해질까? |

오늘은 재명 씨의 금연 사흘째다. 이번 금연도 쉽지만은 않다. 지난번 금연 때는 계획했던 사업의 투자에 문제가 생기더니, 이번에는 잘 나가던 주식이 갑자기 폭락했다. 가까스로 버텨내고 있지만 언제까지 참을 수 있을지 장담하기 어렵다.

평소에는 잘 일어나지 않던 일들이 왜 꼭 금연을 시작하면 일어날까? 갑작스런 교통사고가 일어나는가 하면 사고 처리에 문제가 생기고, 뜬금없이 아내와 다툴 일도 생기고, 회사 일도 잘 안 풀리고…. 물론 이런 사건들이 금연 때문에 발생하는 게 아니라는 건

누구나 안다. 하지만 금연을 하는 지금은 같은 일이라도 평소보다 더 힘들게 느껴진다. 스트레스를 받았을 때의 반응과 흡사한 금단증상들을 당신이 이미 겪고 있기 때문이다. '엎친 데 덮친다'는 말처럼, 이미 겪고 있는 금단증상에 다른 스트레스가 겹쳐졌으니 당신의 스트레스 체감은 당연히 두 곱, 세 곱으로 늘어났을 것이다.

흡연해온 기간이 5년이든 10년이든 20년이든 대부분의 흡연자는 스트레스를 받는 순간마다 담배를 피웠을 테고, 니코틴이 주는 쾌감에 스트레스가 풀리는 듯한 느낌을 받았을 것이다. 오랜 시간 반복적으로 해온 흡연이라는 행동은 이미 스트레스 상황과 강하게 묶여 있다. 그 묶임 탓에 흡연자들은 스트레스 상황이면 자동으로 담배를 찾게 마련이다. 하지만 담배는 스트레스를 풀어주지 못한다. 단지 그 순간을 피하게 해줄 뿐이다. 니코틴이라는 중독 물질이 순간적으로 안정감을 주긴 하지만 실제로 해결되는 것은 없고, 한 시간 후에 다음 담배를 생각나게 해줄 뿐이다. 앞서 말했듯이 금단증상과 스트레스 반응은 흡사하다. 금단증상을 느꼈을 때 흡연을 하면 금단증상은 사라지게 마련이다. 애초에 금연 때문에 생긴 증상이니까. 그런데 금연이 유발한 증상이 흡연으로 사라지는 당연한 현상을 겪으며 우리는 흡연이 스트레스를 풀어준다고 착각하는 것이다.

흡연은 스트레스를 완화하지도 해결하지도 못하지만, 그래도 자세히 들여다보면 약간의 장점은 있다. 요즘은 스트레스 상황에서 흡연을 하려면 그 자리를 떠서 흡연 구역으로 가야 한다. 그리고 담배를 피워 물고 깊게 빨아들인 후 잠시 머금었다가 길게 내뱉는다. 또한 흡연을 하는 그 순간은 말을 하지 않고 생각을 한다. 이 행동은 스트레스를 완화하기 위한 심호흡과 아주 비슷하다. 니코틴이 스트레스 해소에 도움을 주진 못하지만 흡연 시에 하는 행동의 일부가 스트레스 완화에 도움이 된다면 그 행동을 하는 것만으로도 마치 흡연을 하는 듯한 만족감을 얻을 수 있을 것이다.

"담배는 왜 피워?"

"스트레스 해소에 정말 좋거든요. 담배 덕분에 살인을 한 세 번은 피했을 거예요."

"담배가 왜 살인을 안 하게 해줘?"

"엄청 열 받았을 때 담배를 피우면 말 안 하고 생각을 할 수 있잖아요. 그러면서 마음을 다잡는 거죠."

평소 착하고 다정해서 주변 사람들의 평이 좋았던 한 동호회 남자 후배와 수년 전에 나눈 이야기다.

스트레스 상황에서 생각나는 것이라곤 담배밖에 없는 흡연자라면, 금연 중이어서 담배를 못 피우게 된 지금부터는 이렇게 해보자. 화가 난 그 순간 잠시 자리를 피하고는 마치 담배를 피우는 것처럼 코로(담배 피울 때는 물로 입으로 빨아들이지만 심호흡은 코로 들이마신다) 천천히 숨을 들이마시고, 그 숨을 잠시 머금고 입을 작게 오므린 후 길게 내쉬어보자. 담배 한 개비를 피울 때 보통 열 모금을 빨아들이는 것처럼 열 번을 반복한다. '이런다고 스트레스가 해소되겠어?'라고 의심했겠지만 한번 해보니 어떻게 달라졌는가?

이것은 스트레스 상황에서 나타나는 순간적인 흡연 욕구를 이겨내는 하나의 방법이다. 하지만 스트레스와 관련하여 무엇보다도 중요한 것은 평소의 스트레스 관리다.

| 스트레스 관리하기, 그리고 긍정의 지혜 |

지난주부터 업무가 많았던 데다 어젯밤 과음으로 인한 숙취 때문에 컨디션도 좋지 않고, 아침에는 음주 문제로 아내와 크게 다투어서 몸과 마음이 온통 편치 않은 A군.

투자한 주식이 상승세인 데다 이번 인사에서 승진을 했고, 지난주 소개팅에서 만난 예쁜 아가씨와 좋은 관계가 시작되고 있어 요즘 굉장히 기분이 좋은 B군.

두 사람 모두 출근길에 가벼운 접촉 사고가 일어났다. 신호 대기로 멈춰 있는 상태에서 갑자기 뒤차가 부딪쳐온 것이다 평소 A군의 성격대로라면 사고 운전자와 가볍게 합의하고 일을 마무리 했을 테지만 오늘은 그 사람에게 화부터 냈고, 그러다 보니 서로 얼굴을 붉히며 소리치고 몸싸움도 벌여 경찰서까지 가는 사태가 돼버렸다.

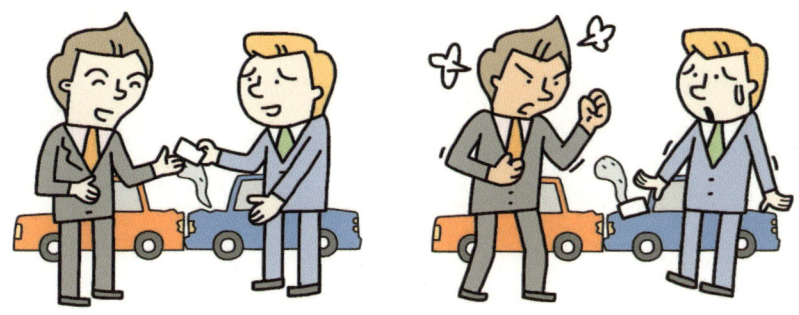

　B군은 달랐다. 오히려 평소보다 더 부드럽게 사고 낸 운전자와 대화해 기분 좋게 상황을 마무리하고 늦지 않게 출근을 했다.
　만약 A군의 기분이 오늘처럼 나쁘지 않은 날 이런 일이 벌어졌다면 어떻게 되었을까? 아마 상황은 달라졌을 것이다.
　이것이 바로 스트레스 관리다. 평소에, 또는 일정 시기에 스트레스 지수가 낮은 사람은 새로운 스트레스가 닥치더라도 대응할 힘이 있다. 스트레스를 관리하는 방법은 그리 어렵지 않다. 그중 일부는 우리가 꼭 스트레스와 연관 짓지 않고도 이미 실천하고 있는 것이다.
　가장 대표적인 방법은 운동이다. 주 3회 이상, 한번에 30분 이상 땀이 날 정도의 운동을 규칙적으로 한다면 스트레스 관리뿐 아니라 금단증상을 이겨내는 데, 그리고 금연으로 인해 나타날 수 있는 체중 증가를 예방하는 데에도 아주 효과적이다. 취미 생활을 한다거나 좋아하는 무언가를 주기적으로 하는 것도 좋다. 물론 음주 등 건강을 해치는 일은 제외하고 말이다.
　음악으로 스트레스를 관리하고 싶다면 시끄러운 음악보다는 잔

잔한 쪽을 선택한다. 시간 날 때마다 마음을 편안하게 하고, 심호흡을 통해 몸과 마음을 이완시키는 것도 아주 좋은 방법이다.

생활 습관이나 태도의 변화로도 스트레스 관리를 할 수 있다. 예컨대, 들어주기 어려운 부탁이나 하기 싫은 일도 도무지 거절을 못하는 사람이라면 지금부터 자신의 의견을 당당히 말하는 연습을 해보자. "아니요" 한마디만 했더라면 짊어지지 않아도 되었을 그 수많은 스트레스들. 그 한마디가 어려워 계속 스트레스를 받고 있다면, 거울을 보며 거절하는 연습을 하는 것부터 시작해보자.

어떤 과제의 수행을 계획할 때는 '목표는 작게, 시간은 구획화하여' 해보자. 예를 들어 열흘 안에 열 챕터로 구성된 300쪽 분량의 책을 필사한다고 할 때, 책 한 권이라는 전체 목표를 챕터나 쪽수라는 작은 목표들로 나누는 것이다. 하루에 한 챕터 또는 30페이지라는 식으로 작은 목표를 만들고, 그 목표를 하나하나 이룰 때마다 자신에게 칭찬이나 다른 보상을 해준다면 열흘 후 필사를 다 마쳤을 때의 기쁨과 그 과정에서의 스트레스 크기가 분명 달라질 것이다.

미리 준비하는 습관도 좋다.

20대 미혼 여성인 미선 씨는 매일 아침이 전쟁이다. 입고 갈 옷과 가방, 신발 따위를 고르느라 출근도 하기 전에 기운이 빠진다. 전날 밤에 다음날 입을 옷을 미리 생각하고 자는데도 불구하고 아침이면 많은 새 변수가 생긴다. 생각한 옷이 다림질이 안 되어 있다거나, 얼룩이 묻어 있다거나, 분명 있어야 할 곳에 있지 않은 등의 일이 다반사다. 그런 일이 벌어지면 이른바 '멘붕'이 오면서, 다른 옷을 찾기 위해 입었다 벗었다를 반복하고, 옷을 드디어 찾았다 해도 거기에 맞는 가방과 구두, 액세서리를 새로 고르는 데 또 많은 시간을 들이게 된다. 당연히 아침밥은 건너뛰기 일쑤고 그나마 그렇게 챙겨 입은 옷이 마음에 안 드는 날은 하루 종일 거울을 볼 때마다 속상하다. 정신없이 준비하다 급하게 나오느라 치우지 못한 방 때문에 엄마에게 잔소리도 들어야 한다.

젊은 여성들에게는 아주 흔한 일이다. 만약 미선 씨가 전날 저녁에 다음날 입을 옷을 미리 준비해뒀다면 상황이 어떻게 달라졌을까? 예상치 못한 상황에 당황할 일도 없었을 테고, 시간에 쫓겨 아침을 거르지도, 맘에 들지 않는 옷 때문에 하루 종일 기분이 나쁘지도 않았을 것이다.

스트레스를 이겨낼 수 있는 최상의 컨디션을 위해서는 규칙적인 식사와 충분한 수면 역시 중요하다.

그리고 무엇보다 중요한 한 가지가 있다. 바로 긍정적인 사고다. 몇 해 전에 어느 고객만족에 관한 강의를 듣던 중 강사에게서 이런 질문을 받은 적이 있다. "당신은 왜 안경을 쓰시나요?" 안경을 쓴 모든 사람이 같은 대답을 했다. "눈이 나빠서요." 그러자 강사는 미소를 띠며 말했다. "만약 제가 그 질문을 받는다면 이렇게 대답할 겁니다. 더 잘 보기 위해서라고요." 아끼는 그릇을 깼을 경우엔 아까워하며 자신의 실수를 탓하기보다(물론 이것도 잠깐은 거쳐야 할 과정이다), 그릇이 조각나는 위험한 상황에서 다치지 않았다는 사실과, 생각지 않았던 비용이 들겠지만 그래도 예쁜 새 그릇을 사게 되었다는 사실에 마음을 여는 것. 이것이 지혜로운 사람들이 생각하는 '긍정'이다. 그리고 긍정은 연습하면 할수록 내 것, 나의 힘이 된다. 아무리 어려운 상황이라도 그 속에서 밝은 부분을 찾아내는 훈련을 반복하면, 어지간한 스트레스는 아주 우습게 날려버릴 슈퍼파워를 지니게 될 수 있다.

긍정적 사고와 연관된 사적인 기억 하나를 덧붙인다. 미혼 시절 친구들의 연애 상담을 도맡은 적이 있었다. 그때 친구들이 종종 해오던 질문 하나가, "나보다 예쁘지 않은 아무개는 연애를 잘하는데 왜 나는 못하는 거지?"였다. 나는 이렇게 답했다. "너는 상대방에게 열 개의 장점이 있어도 한 가지 단점이 있으면 그것만 보잖아. (키도 크고 성격 좋고 학벌 좋은 남자가 눈썹 숱이 적다고 차버린 친구였다.) 하지만 연애를 잘하는 사람은 상대방이 열 가지 단점이 있더라도 한 가지 장점이 있다면 그 장점만을 보고 칭찬하지. 그게 너와 그 사람의 차이야."

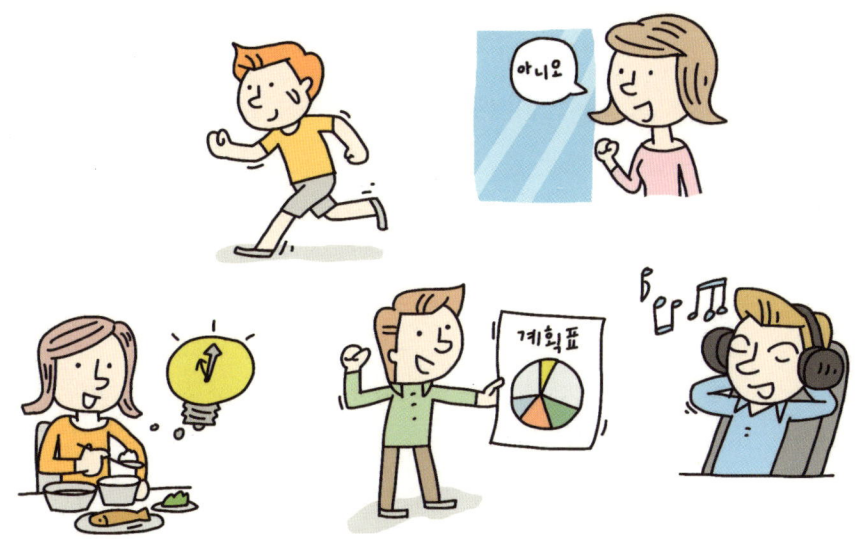

금연의 웬수, 술자리 대처법

술자리에서의 흡연은 금단증상 및 스트레스와 함께 대표적인 금연 실패 이유 중 하나다. 우리가 오래전부터 '술담배'라는 복합어를 일상적으로 써왔다는 사실이 말해주듯이 술과 담배는 밀접한 관련이 있다. 술과 담배는 비슷한 중독 기전을 가지고 있기 때문에 대체로 흡연자가 비흡연자보다 음주를 더 많이 하며, 또 음주를 하면 흡연량이 더욱 늘어나는 악순환이 거듭된다. 게다가 음주와 흡연을 함께 할 경우 암 발생률이 훨씬 더 높아진다.

그렇다면 금연할 때 술자리를 이겨내는 방법은 뭘까? 제일 좋은 방법은 물론 금주지만, 연간 소주 소비량이 일인당 120병에 달하고 TV에는 끊임없이 맥주 광고가 나오며 '음주문화'라는 말이 흔히 쓰일 정도로 술을 사랑하는 대한민국에서 아예 금주를 하라는 것은 무리일 테니, 술자리에서 금연을 유지하는 방법이 뭐가 있을지 알아보자.

🍂 30대인 재성 씨는 아내의 권유로 지난해부터 나름대로 금연을 하고 있지만, 일주일에 두 번 있는 술자리에서만은 담배를 피운다. 적게는 두 개비에서 많게는 열 개비까지, 스트레스가 아무리 쌓여도 평소엔 참을 수 있는데 술자리에서만큼은 그게 안 된다. 지금은 술자리에서만 피우지만 얼마 안 있으면 평소에도 흡연을 할 것 같아서 조금은 걱정이 된다.

🍂 40대 갑수 씨는 평소 흡연량은 하루 열 개비 정도다. 하지만 술만 마시면 그 자리에서 한 갑을 피워버린다. 처음 몇 잔 마실 동안은 참을 만한데, 취기가 오른 뒤에는 담배에 손이 가는 걸 멈출 수가 없다.

🍂 영업 사원인 영범 씨에게 술자리는 업무의 연장이다. 웬만한 접대는 다 술자리에서 이루어지기 때문에 그에겐 선택의 여지가 없다. 거래처 사장이 권하는 담배를 거절할 방법이 없을 뿐 아니라 교제용 담배를 미리미리 준비해두기까지 해야 한다. 그에게

술자리 금연은 불가능한 일이다.

　술자리의 어려움을 얘기하는 전형적 사례들이다. 이 세 가지 사례를 하나하나 살펴보도록 하자.
　첫 번째 재성 씨의 경우, 며칠에 한 번이든 간에 담배를 피우므로 현재 금연 중이라고 할 수 없다. 그리고 그가 걱정하듯이 이런 패턴의 흡연은 곧 습관적 흡연으로 바뀔 테고, 어쩌면 이전보다 더 많이 피우게 될 확률이 높다. 이런 재성 씨에게 중요한 것은 '한 번의 성공 경험'이다. 이미 술자리 외의 상황에서는 금연을 잘 유지하고 있는 만큼, 술자리에서 한 번이라도 금연에 성공하는 경험을 하고 거기서 얻어진 자신감으로 다음 술자리에 도전한다면 완벽한 금연이 가능해질 것이다. 그런데 지금까지 못 했던 술자리에서의 금연을 도대체 어떻게 해내라는 건가? 간단하다. 성공을 위한 술자리를 '연출하는' 것이다. 멋진 주인공이 될 수 있는 술자리 하나를 미리 기획하고 시험 무대로 삼아보자.
　술자리에서 흡연을 하게 되는 경우는 크게 두 가지다. 술에 취하면서 자연스럽게 담배를 피우게 되는 경우와, 술자리의 흡연 분위기에 떠밀려 피우게 되는 경우다. 당신이 이중 앞의 경우라면 이번 술자리에서는 음주량을 미리 정해놓고 시작해보자. 술자리 약속을 하면서부터 금연 중이라는 사실을 알리고 도움을 청한다. 금연을 도와줄 수 있는 사람들과의 술자리라면 더욱 좋다. 술을 먹기 전에 식사부터 해서 음주량과 취하는 속도를 줄이고, 흡연 욕구가 생길 때마다 차가운 물을 마시자. 기름진 안주는 도움이 되지 않는다. 건강상의 이유 등 담배를 안 피울 핑계를 만드는 것도 좋다. 약속 장소에 차를 가지고 가서, 집에 갈 때 운전을 해야 한다며 핑계를 댄다거나 다음날 아침의 중요한 일정을 이유로 음주량을 줄일 수도 있다.

다음으로, 술자리의 흡연 분위기가 문제라면 더 수월하다. 다행히도 2015년부터 모든 음식점이 금연구역이라서 담배를 못 피우는 술집을 찾기가 어렵지 않다. 아직 흡연이 허용되고 있는 유흥업소만 피한다면 많은 도움이 될 것이다. 분위기에 휩싸여 같이 흡연구역으로 가는 일만 없다면 말이다.

두 번째 갑수 씨 같은 사례에서는 음주량을 줄이는 게 관건이다. 금연을 시작하고 최소 두 주일 정도는 술자리를 피해보자. 술자리가 금연에 가장 큰 방해물인 경우에는 금연 시작일을 정할 때부터 중요한 약속이나 회식 등이 있는 기간은 피하도록 한다(특히 연말이나 명절). 그래도 어쩔 수 없는 술자리가 생긴다면 역시 금연 술집을 권한다. 그리고 절주 노력을 집중적으로 해보자. 술의 종류를 알코올 도수가 낮은 것으로 바꾸고 미리 그날 마실 음주량을 정해놓는다. 동석한 사람들에게 금연을 도와달라고 청할 때는 즐거운 분위기로 자연스럽게 얘기한다. 불가피할 경우 치과 치료나 흉통, 또는 간 건강을 이유로 댄다면 거의 모두 도와줄 것이다. (그 핑계가 사실이 아니라면 마음에 좀 걸리긴 하겠지만, 악의는 없는 '하얀 거짓말'이니….)

마지막 영범 씨의 경우는 단순하다. 거절하는 방법만 찾아내면 상황은 해결된다. 우선 본인이 왜 금연을 하려는 건지 다시 한 번 생각해보자. 나 자신의 건강과 가족의 행복보다 더 중요한 것이 있을까? 흡연을 거절했다고 해서 상대방이 무조건 기분 나빠하는 것도 아니다. 적당한 이유만 댄다면 상황은 생각보다 쉽다. 정색하고 단호하게 거절하는 것보다는 유머러스하게 피해 가보자. 바로 앞에서 예시한 것처럼, 흡연을 하면 흉통이 있다거나 치과 치료 중이라는 등의 핑계를 댈 수도 있고 아이들과의 약속을 내세울 수도 있다. 만약 처음 만나는 사람들이라면 당신이 현재 금연 중이라고 하기보다 원래 비흡연자라고 하면 그만이다.

음주량과 음주 횟수를 줄이고, 흡연이 가능한 장소들을 피하고, 현명하게 거절하고, 자신감을 갖는 것. 술자리에서 당당히 금연할 수 있는 방법이다.

| 딱 한 개비도 안 괜찮아 |

금연 두 달 째인 혜성 씨, 여자 친구와의 약속이 펑크 나서 오랜만에 혼자 보내는 주말이다. 갑자기, 지금쯤 담배를 피우면

어떤 맛일지 너무 궁금해졌다. '딱 한 개비만 피워볼까? 이거 하나만 피우고 다시 금연하면 되잖아. 한 개비쯤이야 뭐 어때.'

🍃 승원 씨 회사 부장님은 술자리에서만 담배를 피운다. 그것도 딱 한 개비만. 그 모습이 뭔가 멋있어 보이고, 의지가 오히려 강해 보인다. 그렇다면 나도 할 수 있지 않을까? 술자리에서만 딱 한 개비.

무척 화가 났을 때, 갑작스러운 일이 터졌을 때, 옆 사람이 아주 멋스럽게 담배를 피울 때, 너무나 심심할 때, 외로울 때…그 외에도 별별 때마다 담배 생각이 불쑥거린다. 그러면 꾀를 부리고 싶어진다. '딱 한 개비는 괜찮지 않을까?' 정답은 하나다. 당신도 이미 알고 있다.

"아니, 절대 괜찮지 않아!"

이 세상에 괜찮은 담배는 없다. 한 개비 한 개비를 슬금슬금 허용하다 보면 어느새 전보다 더 많은 담배를 피우고 있는 자신을 발견하게 될 것이다. 단 하루를 금연해도 그 시간은 당신에게 이익을 주고, 단 한 개비를 피워도 그것은 당신에게 해를 준다는 사실을 명심하자. 한 개비, 아니 한 모금도 분명 흡연이다.

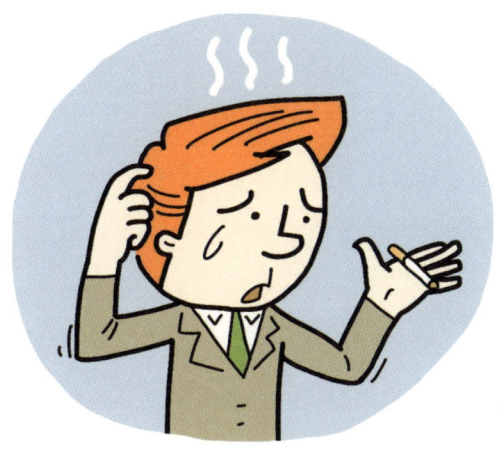

도대체 언제쯤 잊을 수 있을까?

금연을 시작하고 3개월쯤의 시점에 가장 많이 드는 의문이 있다. 이렇게까지 참았는데 왜 아직까지 담배 생각이 나는 거지? 도대체 언제까지 참아야 담배 생각이 안 나는 거야?

나는 아주 어릴 적 엄마 몰래 먹던 동생의 분유 맛을 기억한다. 엄마가 없을 때 슬쩍해야 했기에 많이 맛보지도 못했다. 네댓 번이나 먹었으려나. 또 커피를 마시는 엄마 옆에서 프리마와 설탕만을 섞어 만든 차를 먹었던 것도 기억한다. 초등학교 시절 한동안 열심히 사먹었던 과자의 맛, 뽑기와 핫도그, 떡볶이의 맛도 모두 생생하게 기억한다. 얼마 전, 오랫동안 단종됐던 카레 맛 나는 옛

날 과자가 다시 출시된 적이 있다. 어릴 적 그걸 무척이나 좋아했던 나는 바로 가게에 들러 한 봉지를 샀다. 한입 먹어보자마자 드는 생각은 아주 미세하지만 맛이 다르다는 것이었다. 예전에 초등학교 부근 가게들에서 팔던 유형의 떡볶이가 유행하고 그 맛을 여러 사람이 평가하는 것을 보면, 다른 이들도 대부분 나와 마찬가지인 모양이다.

이처럼, 잠시 먹어본 음식들의 맛도 우리는 수십 년을 기억하고, 먹고 싶다는 생각도 가끔 한다. 그 음식에 중독됐던 것도 아닌데 말이다. 그러니 담배는 어떻겠는가? 수년 아니 수십 년 매일 매 시간 맛보았고 중독까지 됐던 그것을 어찌 잊겠는가? '담배는 평생 참는 것'이라는 말처럼 아마 완전히 잊어버리지는 못할 것이다. 그럼 평생 이렇게 담배 생각을 하며 힘들게 살아야 하나? 다행히도 그 생각의 강도나 빈도는 줄어들 수 있다. 바로 당신이 찾아낸 새로운 습관들 속에 답이 있다. 갖가지 상황과 단단히 연결돼 있던 담배를 새로운 습관으로 대체하는 노력만 꾸준히 한다면 6개월 이내에 당신 뇌리에서 담배는 서서히 어렴풋해져 갈 것이다. 아련히 떠오르기는 하지만 먹지 않아도 별 상관은 없는 옛날 과자처럼.

그리고 한 가지. 금연 이후 3개월쯤 되면 금연 초기보다 오히려 담배 생각이 더 난다고 얘기하는 사람들이 있다. 이는 막연한 흡연 욕구인 심리적 금단증상이다. 하지만 그것도 신체적 금단증상과 별 차이 없이 곧 사라진다. 이 경우엔 신체적 금단증상이 심했

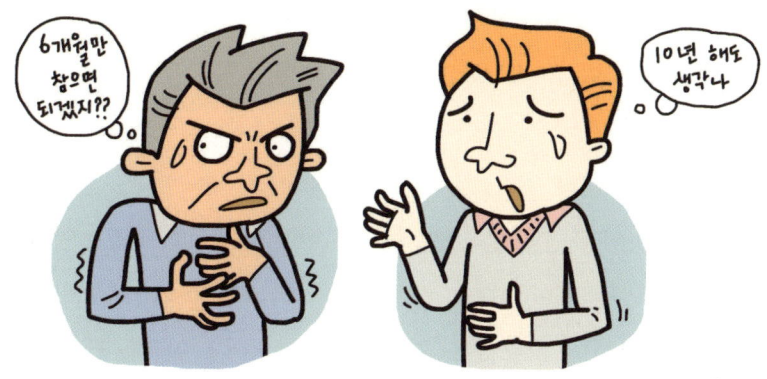

을 때와 달리 무언가를 할 필요는 없다. 증상에 너무 집착하지만 않으면 해결될 것이다. 이 또한 거쳐야 할 절차이며, 당신이 지금까지 잘 해오고 있다는 증거라고 생각하면 될 것이다.

| 담배를 안 피우니 살이 찐다고? |

🍂 헤어 디자이너인 세경 씨는 금연 시작 후 한 달 동안 7kg이 늘었다. 지난번 금연 때에도 5kg이나 늘어서 실패했었는데 이번에도 마찬가지다. 금연만 하면 이렇게 살이 찌니 이번에도 실패할까 걱정이다.

🍂 30대 정환 씨도 마찬가지이다. 금연 후 3개월 만에 10kg이

나 늘었다. 다행히 원래 저체중이었던 터라 늘어난 체중이 오히려 반갑지만, 여기서 더 늘면 좀 곤란할 듯해서 걱정이다.

🍃 다음 달 결혼을 앞둔 예비신부 영선 씨는 요즘 고민이 많다. 그녀의 흡연 사실을 모르는 예비신랑과 앞으로 태어날 아기를 위해 금연을 해야 한다는 건 알지만, 그리하면 늘어날 체중 때문에 어떡해야 할지 모르겠다. 결혼식이 코앞이니 다이어트를 해도 모자랄 판에 오히려 살이 찔 거라는 생각을 하면 답답하다.

세경 씨도 정환 씨도 금연 이후 체중이 늘었다. 하지만 둘의 금연 과정을 자세히 들여다보니 체중이 불어난 원인을 알 수 있었다. 세경 씨는 금연 후 입이 심심해졌다. 게다가 기름진 음식이 당겼다. 그래서 근무 중에는 초콜릿을 즐겨 먹고, 흡연량이 많았던 퇴근 후에는 맥주와 치킨을 매일 먹다시피 했다. 금연 이후에 생긴 무기력감과 우울감 때문에, 꾸준히 해왔던 요가도 최근엔 하지 않았다. 금연 후 이렇게 한 달여가 지나자 체중은 급격히 늘어나 있었다.

정환 씨의 상황도 비슷했다. 금연을 하고 나니 전보다 자주 허기가 지는 듯해 식사량이 늘어났다. 술을 마셔도 덜 취하는 느낌이어서 음주 횟수와 양도 늘어났다. 또 입이 심심하다는 핑계로 과자나 초콜릿을 입에 달고 지냈다.

금연을 하면 3일 안에 후각과 미각이 돌아온다. 담배 때문에 그동안 잘 몰랐던 음식 맛이 새롭게 느껴진다. 한편, 담배를 꺼내 들고 라이터를 켜던 손이 이젠 심심해지고, 담배를 물고 있던 입도 허전해진다. 한가로운 입과 손은 새로워진 입맛을 도와 끊임없이 먹을거리를 찾게 된다.

물론 금연 자체가 우리 몸에 미치는 생리적인 영향이 체중 증가의 원인이 되기도 한다. 흡연 때문에 높아졌던 기초대사량(생물체가 생명을 유지하는 데 필요한 최소한의 에너지 양)이 금연 이후 떨어지면서 일시적인 체중 증가가 오기도 하지만, 이것은 금연자 전부에게서 나타나는 현상이 아닌 일부 금연자에게만 있을 수 있고 또 대체로 3kg 정도의 증가만을 유발한다. 따라서 금연 후 호소하는 체중 증가의 대부분은 식이 문제나 운동 부족이 원인이라 할 수 있다.

건강을 위해 금연을 하고 있는데 금연으로 인해 체중 증가와 성인병을 얻는다면 그 또한 바람직하지 않다. 올바른 금연이란 단순히 담배만을 참는 게 아니다. 흡연이라는 나쁜 습관 때문에 피폐해진 몸과 마음을 건강한 습관들로 채워 넣는 일이 중요하다. 당연히 올바른 식습관과 운동이 병행되어야 한다. 금연과 동시에 식사량을 평소의 80% 수준으로 유지하고, 맵고 짜고 기름진 음식, 단 음식, 고칼로리 음식은 피하고, 주 3회 이상 운동도 해야 한다. 이 같은 습관 변화는 금연 성공에도 큰 도움이 된다.

아주 중요한 사실 또 하나. 흡연은 다이어트에 결코 도움이 안 된다. 흡연으로 인해 기초대사량이 높아지는 건 사실이지만, 동시에 복부 비만을 초래하기 때문에 아름다운 몸매에 전혀 기여하지 못한다. 금연을 하다가 늘어난 체중 때문에 혹여 재흡연을 생각하고 있다면, 금연 후 빠지고 있는 내장 지방을 한번 생각해보자. 그리고 흡연으로 인한 위해는 체중 증가와는 비교하거나 맞바꿀 수 없는 것이라는 사실도 잊지 말자.

| 한 개비 실수의 연금술 |

금연을 시도하고 단번에 문제없이 평생 금연에 성공한다면 얼마나 좋을까? 물론 단번에 성공하는 사람이 없는 것은 아니나, 대부분은 그렇지 못하다. 금연 성공까지 평균 시도 횟수 5회, 의지로만 했을 경우 1년 금연 성공률 5%라는 숫자만 봐도 알 수 있다.

금연을 결심하고 시작하는 사람들에게 항상 해주는 말이 있다.

"금연을 단번에 성공하면 참 좋겠지만 그렇지 못할 수도 있습니다. 하지만 실수 없이 금연하는 것보다 중요한 건 포기하지 않는 겁니다. 한 개비 실수는 실패가 아니라 금연 과정의 하나라는 점을 잊지 마시고, 실수를 깨닫는 순간 바로 금연을 다시 시작하세요. 그것만 지키면 반드시 금연에 성공하실 수 있습니다."

금연은 참 어렵지만 누구나 성공할 수 있다. 위의 약속만 지킨다면 말이다.

한 개비 '실수'와 '실패'의 차이는 아주 간단하다. 한 개비 실수는 바로 금연 실패가 될 수도 있지만, 금연 성공을 위한 훌륭한 밑거름이 될 수도 있다. 한 개비 실수 후 바로 다시 시작하느냐, 아니면 내친김에 포기하고 흡연을 다시 선택하느냐의 문제인 것이다. 당신이 정말 금연을 원한다면 다음 하나만은 꼭 지키자.

한 개비 실수를 깨닫는 순간 바로 담배를 버리고 다시 금연을 시작하라.

'내가 담배를 피웠구나' 의식하는 순간, 물고 있던 담배를 버려야 한다. '이왕 피웠으니 이것만 다 피우지 뭐', 또는 '이왕 피웠으니까 오늘까지만 피우고 내일부터 다시 하면 되지'—이런 생각은 절대 금물이다. 그리고 즉시 그 자리를 피하자. 당신의 지금 기분은 어떤가? 후회, 죄책감, 힘들게 이어온 금연 기간에 대한 아까움, 자신에 대한 실망과 한심스러움 등 아마 대부분 부정적인 느낌일 것이다. 만약에 '아~ 한 대 피우니까 너무 좋다. 내가 이렇게 좋은 담배를 도대체 왜 끊으려고 했지?'라는 생각이 든다면 미안하지만 당신은 아직 금연 준비가 부족한 상태다. 제대로 된 금연 준비부터 다시 하기를 권한다.

어쨌든 당신이 느낀 부정적인 감정을 잊지 말자. 그것은 흡연에 대한 부정이다. 그리고 한 개비 실수했던 순간을 떠올리며 생각해 보자. 어떤 상황이었는지, 담배를 피워 물기 전 내가 느낀 것은 무

하나 피우던 담배를 버리고 그 자리를 즉시 떠난다

둘 흡연했던 상황을 자세히 분석한다

    하나. 어떤 상황, 어떤 기분 일 때 담배를 피웠나?
    둘. 흡연한 후 어떤 감정을 느꼈나?
    셋. 만약 담배가 없었다면?

셋 같은 상황이 다시 올 경우 어찌 할지 계획한다

엇이었는지, 만약 그 순간 담배가 없었다면 어떻게 했을지, 또다시 비슷한 상황에 맞닥뜨리게 된다면 어떻게 할지…. 이러한 자문(自問)을 거쳐 앞으로의 적절한 대응 원칙이 세워졌다면, 이젠 그 실수는 성공의 동력으로, 무기로 전환되었다. 그건 '실수의 연금술'을 배우는 값진 경험이었다.

| 자유, 그리고 헤아릴 수 없는 이득 |

"내가 좋아하는 일들을 오래도록 하고 싶어서요." 소문난 골초였던 모 연예인이 금연을 하고는 이유를 묻는 기자에게 답한 말이다. 직업의 특성상 끊임없이 움직여야 하고 밤샘을 밥 먹듯 해야 하는 그에게 체력은 필수 요소다. 하지만 몸에 좋다는 걸 모두 먹어봐도 별다른 효과를 보지 못했다. 그러자 그는 금연을 결심

해서 성공했고, 그렇게 보강한 체력으로 전보다도 활기하게 일하고 있다.

🍃 고3 수험생인 예찬 군은 금연 이후 시간을 많이 벌었다. 매시간 흡연 하러 독서실 밖으로 나갔다 들어오느라 허비하던 시간, 담배 생각으로 집중력이 흐트러져서 흐지부지 보내던 시간 들을 되찾은 것이다. 게다가 이제는 축구를 해도 숨이 차지 않고, 또 제법 모인 담배값으로 신상 운동화도 샀다.

🍃 가정주부인 혜진 씨는 금연을 통해 자신감과 떳떳함을 얻었다. 금연 실패를 거듭하면서 바닥까지 떨어졌던 자존감이 제법 회복됐고, 남편과 아이들에게 흡연 사실을 숨기며 항상 부끄럽고 죄스러웠던 마음도 이젠 떳떳해졌다.

🍃 30대 인규 씨는 금연 성공으로 얻은 가장 좋은 게 뭐냐고 하면 '자유'를 든다. 그동안은 술집에 가든 음식점에 가든 흡연이 가능한지부터 확인해야 했고, 길을 가다가도 담배가 피우고 싶으면 내 주변에 누가 있진 않는지부터 살펴봐야 했다. 담배가 떨어지면 편의점을 찾아 헤맸고, 비행기라도 장시간 탈 일이 생기면 일주일 전부터 걱정을 했었다. 이제는 아니다. 담배의 굴레에서 벗어나 어디든 자유롭게 갈 수 있다. 추운 겨울날 슬리퍼만 신은 채

로 사무실에서 내려와 건물 바깥에서 담배 피울 자리를 찾지 않아도 된다. 그렇다. 금연이 그에게 준 최고의 선물은 바로 자유다.

🍂 백화점에서 판매직으로 일하는 정숙 씨는 금연을 한 뒤 냄새에 신경 쓰지 않아도 되는 게 너무 좋다. 손님들이나 상사에게 들킬까 봐 매번 가글과 탈취제와 향수를 사용하고도 습관적으로 냄새를 킁킁 확인해야 했던 과거는 이제 없다. 아직 담배를 피우는 동료에게서 나는 역한 냄새를 맡을 때마다 '나한테도 저런 냄새가 났었겠지' 하면서 몸서리를 치곤 한다.

🍂 윤석 씨는 담배를 끊은 덕에 여자 친구의 신뢰와 사랑을 회복했다. 두어 번의 금연 선포와 실패 이후 여자 친구가 좀 냉담해진 듯해서 마음이 불편했는데, 이번 금연에 성공한 후 그녀의 활짝 웃는 얼굴을 볼 수 있었다. 사귄 지 1,000일이 되는 다음 주말에 그는 청혼을 할 계획이다.

마지막 담배를 피운 지 20여 분만 지나도 우리 몸은 회복을 시작한다. 흡연으로 인해 일시적으로 높아졌던 혈압과 맥박이 제자리를 찾고, 낮아졌던 손발 체온도 정상으로 돌아온다. 학교나 회사에서 흡연 여부를 검사하겠다고 힘껏 불어 측정했던 일산화탄소도 8시간만 지나면 모두 배출된다.

이삼 일만 지나도 미각과 후각이 살아난 걸 느끼고, 아침에 일어날 때 전과 다름을 알게 된다. 금연 후 두세 달이 지나면 계단을 오르내리거나 등산할 때, 운동을 할 때, 이전보다 좋아진 체력을 실감할 것이다. 주변에선 얼굴이 좋아졌다는 얘기를 한다. 찌든 냄새에서 자유로워지는 것은 물론이다. 물론 폐암이나 심장병의 위험까지 줄이기 위해선 10년 이상 금연을 해야 하지만, 시작을 훌륭하게 했다면 그건 걱정할 필요가 없다. 하루에 적어도 수천 원씩 썼던 담뱃값도 남게 됐고, 흡연에 허비했던 시간도 이젠 의미 있게 쓸 수 있다. 그 외에도 금연의 미덕과 이득은 사실상 무진장이다. 당신이 얼마나 찾고 싶어 하느냐에 따라서 말이다.

〈 금연 시간에 따른 신체적 이득 〉

시간	신체적 이득
20분	혈압과 맥박이 정상으로 떨어진다 손발의 체온이 정상으로 올라간다
8시간	혈액 속 일산화탄소 양이 정상으로 떨어진다 혈액 속 산소량이 정상치로 올라간다
2주~3개월	혈액순환이 좋아지고 폐 기능이 증가한다
1~9개월	기침, 호흡곤란 등이 감소한다 폐의 섬모가 제 기능을 찾아 감염 위험이 줄어든다
1년	관상동맥 질환(심장병)에 걸릴 위험이 흡연자의 절반으로 감소한다
5년	금연 후 5~15년이 지나면 중풍에 걸릴 위험이 비흡연자와 같아진다
10년	폐암 사망률이 흡연자의 절반 수준이 된다 구강암, 후두암, 식도암, 방광암, 신장암, 췌장암의 발생 위험이 감소한다
15년	관상동맥 질환에 걸릴 위험이 비흡연자와 같아진다
그 외	입 냄새가 나지 않는다 치아가 하얘지고 건강해진다 옷과 머리에서 나쁜 냄새가 사라진다 손가락의 착색이 사라진다 음식 맛이 좋아진다 후각이 돌아온다 계단을 오를 때 숨이 덜 찬다

〈참고문헌〉
The Health Benefits of SMOKING CESSATION - a report of the Surgeon General, USDHHS (U.S. Department of Health and Human Services), 1990.

④ 담배보다 좋은 서른 가지

이제 당신에게 담배는 없다.

남아 있는 인생을 담배 없이 살아갈 당신에게 이미 해오고 있었을 수도 혹은 새로울 수도 있지만 활용한다면 분명 도움이 되는 '담배보다 좋은 서른 가지' 새로운 습관들을 알려주려 한다.

어떤 것은 금연 초기 흡연 욕구가 있을 때마다 이겨낼 수 있도록 도움을 줄 것이고, 또 어떤 것은 금연 이후 벌어들인 시간을 값지게 쓸 수 있도록 해줄 것이다. 물론 이 서른 가지 외에도 적당한 습관들은 굉장히 많다. 어떤 것이든 당신이 좋아할 만한 것을 고르되 새로운 습관을 선택하는 원칙처럼 건강에 해가 되지 않는 것이면 된다.

하나, 물—이처럼 좋은 간식은 없다

물을 충분히 마시는 게 몸에 유익하다는 걸 모르는 사람은 아마 없을 테다. 그러나 물 마시기가 금연자에게도 더할 나위 없이 좋다는 사실을 아는 사람은 그리 많지 않다. 물은 몸에 있던 니코틴을 배출하는 데에도 도움이 되고, 금연 중에 흔히 나타나는 갈증을 해결하는 데에도 좋다. 흡연 욕구가 일 때마다 시원한 물을 천천히 입에 머금으면서 마시면 된다. 하루 2 l 쯤이 적당하며, 이를 용량 500ml 정도의 물병에 나눠놓으면 수시로 마시기에 편하다. 더운 날엔 차가운 얼음을 물고 있는 것도 괜찮다. (건강상의 문제가 있거나 화장실을 수시로 가기가 쉽지 않은 금연자는 각자의 상태에 맞추어, 필요하면 의료진과 상의하여, 마시는 물의 양을 조절해야 한다.)

둘, 심호흡—스트레스엔 깊은 숨이 최고

편안한 자세를 취한 후 코로 천천히 숨을 들이쉰다. 단, 배로 숨을 보낸다는 느낌으로 해야 한다. 배가 볼록 나오는 것을 확인하고, 들이쉰 숨을 잠시 머금고 있다가 입을 작게 오므리고 숨을 천천히 내뱉는다. 참을 인(忍) 자 셋이면 살인도 피한다는 옛말이 있는데, 깊은 숨은 무언가를 참아 넘길 때 유용한 호흡법이다. 우리는 답답하거나 걱정거리가 있을 때 깊은 숨을 내쉬기도 한다. 갑작스레 스트레스에 부딪혔을 때, 마음이 답답할 때, 심호흡을 해보라. 도움이 된다. 금연과 관련해 스트레스를 받을 때도 심호흡을 하자. 이것 하나로 금연에 성공했다는 말이 과장이 아님을 깨달을 것이다.

셋, 산책—무료한 시간엔 걸어라

오후 세 시... 배부르게 먹은 점심식사 때문인지 아니면 어제의 회식 때문인지 모르겠지만 일도 손에 잘 안 잡히고 눈꺼풀은 저절로 감기려고 한다. 이유 없이 무료하다. 당연히 담배 생각도 절실하다. 이럴 때 가장 좋은 방법은 무엇일까?

요즘엔 도심 일대에도 공원이나 산책로가 많이 마련돼 있다. 걷자. 꼭 산책로가 아니어도 좋다. 따분하고 나른해서 담배 생각이 간절한 오후엔 잠깐이라도 바깥 공기를 쐬자. 흡연 욕구를 이겨낼 수 있을 뿐 아니라 운동까지 되니 이거야말로 일석이조, 일거양득이다.

넷, 친구에게 카톡 하기—속마음을 털어놓자

흡연 욕구를 참는 방법 중 유명한 것이 4D, 즉 Delay(잠시 참기), Drink water(물 마시기), Deep breathing(심호흡하기), Do something else(다른 것을 하기)이다. 친구에게 카톡 하기는 이중 'Do something else'에 해당한다.

스마트폰을 사용하는 우리들이 하루에도 수십 번씩 하고 있는 그것... 일상생활에 대한 이야기도 좋지만 이번엔 당신이 지금 느끼고 있는 바를 친구에게 얘기해보자. 이왕이면 금연 경험이 있거나 나의 금연을 지지해주는 친구라면 더욱 좋을 것이다. 개인 프로필에 금연 중인 걸 표시하고 금연 일수를 매일 업데이트 하는 건 당연히 기본~!! 금연으로 인해 좋아진 점을 매일매일 찾아내서 상태 메시지로 표현해보는 것도 추천한다.

다섯, 스트레칭—시간마다 10분은 쭉쭉 펴자

고정된 자세나 반복되는 작업, 또는 강도 높은 육체노동을 하는 사람들도 모두 직업성 질환에 걸릴 위험이 있다. 컴퓨터 작업을 오래 하는 사람이라면 거북목, 일자목, 손목터널증후군, 척추측만증에 안구건조증 등의 위험이 있고, 무거운 물건을 든다거나 같은 동작을 반복하는 사람들은 척추나 관절에 질환을 얻을 수 있다. 50분 근무에 10분 스트레칭이라는 황금 같은 스케줄을 활용할 수 있다면 더할 나위 없겠지만 불가능하다면 오전 오후 한 차례씩이라도 스트레칭을 해보자. 서서 할 수 있다면 더욱 좋겠지만 의자에 앉은 채로도 얼마든지 가능하다. 의자에 앉은 채로 팔, 어깨, 목, 허리 등의 스트레칭을 실시하도록 한다.

여섯, 계단 오르기—운동 시간을 따로 낼 필요가 없다

금연을 유지시키고 스트레스를 관리하는 데 운동은 매우 좋은 역할을 하고, 건강한 생활을 유지하는 데에도 반드시 필요하다.

하지만 운동을 하라고 하면 흔히들 '시간이 없어요' 라고 대답한다. 대부분은 핑계이겠지만 만약 정말 시간이 없어 운동을 못하고 있다면 이렇게 해보자. 가능하면 자가용보다 대중교통을 이용한다. 자가용을 이용할 때는 집에서 주차장, 주차장에서 사무실 정도의 짧은 거리만 걸었겠지만 대중교통을 이용하면 훨씬 많은 거리를 걸을 수 있다. 이미 대중교통을 이용하고 있다면 이제는 목적지보다 한 정거장 전에 내려서 걸어보자. 그리고 10층 이하의 높이는 엘리베이터 대신 계단을 이용해보자. 이것만으로도 충분한 운동이 될 수 있다. 이제는 시간이 없어서 운동을 할 수 없다는 핑계는 대지 말자.

일곱, 라디오 듣기―어느 곳에서나 입담과 음악을

운전할 때나 버스를 기다릴 때, 또는 길을 걸을 때 흡연 욕구를 느꼈다면 이제는 휴대전화를 활용해서 라디오를 들어보자. FM라디오도 좋고 다양한 주제를 취향대로 들을 수 있는 인터넷 라디오도 좋다. 디제이의 재미있는 입담과 함께 추억의 노래를 들으면 흡연 욕구 뿐 아니라 스트레스도 풀리는 듯한 느낌을 받을 것이다. 그리고 당신의 금연 사연을 재미있게 써서 라디오에 응모해보자. 힘들게 금연하는 당신에게 당신이 좋아하는 디제이가 응원 메시지와 함께 멋진 선물을 보내줄 수도 있지 않을까?

여덟, 책 읽기—내 인생의 책을 찾자, 만화건 뭐건

내 인생의 영화, 내 인생의 드라마, 내 인생의 음식 등 요즘 '인생의'라는 수식어가 난무한다. 내가 살면서 경험한 것 중 최고라는 뜻이다. 그렇다면 당신 인생의 책은 무엇인가? 만화책이어도 좋고 자기계발서여도 좋고 소설책, 시집이어도 좋다. (참고로, 필자의 인생의 책은 중학생 시절에 읽은 순정만화다) 이제는 많이 사라져버린 서점을 이번 기회에 방문해 보는 건 어떨까? 학창시절 어떤 목적이었든 한 달에 한두 번은 찾았던 서점에서 예전의 추억에도 빠져보고 다양한 책들을 보기도 하면서 인생의 책을 한번 찾아서 읽어보자. 이미 찾았다면 그걸 다시 읽어보는 것도 좋다.

아홉, 등산—폐 기능도 점검할 겸 올라가보자

금연을 하고 두세 달이 지나면 '숨이 덜 차다'고 하는 사람이 많아진다. 실제로 금연을 시작한 이유가 '운동이나 등산을 할 때 숨이 너무 차서'라는 사람도 많다. 그러면 이렇게 열심히 금연을 하고 있는 나의 폐는 얼마나 좋아졌는지 한번 알아보자. 꼭 멀리 있는 유명 산에 갈 필요는 없다. 어느 동네에나 있는 가까운 뒷산부터 시작해보자. 산에 오르면서 나의 폐 기능이 금연 전과 어떻게 달라졌는지 테스트도 해보고 맑은 공기를 마시면서 스트레스도 풀어보자. 등산을 아예 취미로 삼는 것도 추천한다.

열, 양치질—식후에는 입안을 개운하게

흡연자들이 자주 하는 말 가운데 '식후 땡'과 '식후 연초 불로장생'이 있다. 아침 첫 담배와 더불어 식후 담배는 그들에겐 결코 거를 수 없는 무엇이다. 금연자가 그 식후 연초의 깊은 욕구를 이길 방법은, 천천히 그리고 꼼꼼히 하는 양치질이다. 식후가 아니라도 흡연 욕구가 있을 때 언제든 사용해도 좋다(단, 너무 자주는 하지 말라). 식후 양치질이 힘든 여건이라면 가글을 해도 좋다. 양치질을 하고 나면 더 피우고 싶어진다는 사람들이 간혹 있는데, 그들에겐 흡연 욕구 발생 시 시원한 물을 한잔 죽 들이켤 것을 권한다.

열하나, 줄넘기—하루 10분, 확실한 유산소 운동

금연을 하면 살이 찌는 게 고민인, 다이어트에 관심이 많은 여성이라면 계단 오르내리기나 걷기에 더해 줄넘기를 활용해보자. 실외에서 실제 줄넘기를 하는 것도 좋고, 그럴 수 없는 상황이라면 집안에서 하는 맨손 줄넘기로도 충분히 효과를 볼 수 있다. 10분간 계속할 경우 1,000번 정도 줄넘기를 할 수 있고 100Kcal 이상의 열량을 소모할 수 있다. 시간과 양은 필요에 따라 천천히 늘려도 된다. 줄넘기를 하기 전과 하고 난 후 스트레칭을 꼼꼼히 하는 것도 잊지 말자.

열둘, 훌라후프—TV 볼 때 훌라후프와 스쿼트를

TV를 볼 때면 늘 소파나 침대와 한 몸이 되어 있는가? 이제부터는 간단한 운동을 하며 시청하자. 30분 정도 훌라후프를 양방향으로 돌리는 것도 좋고, 사과 같은 엉덩이를 위한 스쿼트(squat)도 괜찮다. 가벼운 아령이나 수건을 활용한 운동, 또는 요가도 좋고 요즘 유행하는 간헐적 운동을 해 보는 것도 추천한다. 꾸준히 한 달만 해도 금연 때문에 우려했던 체중 증가 대신 날씬해지고 있는 당신을 발견할 수 있을 것이다.

열셋, 지그소 퍼즐—번잡한 머리는 집중으로 '재부팅'

이런저런 일 때문에 머리가 복잡하고 뒤숭숭하다면? 모든 것을 잠시 잊고 지그소(jigsaw) 퍼즐에 집중해보자. 1,000 조각 정도 퍼즐을 맞추다 보면 어느새 번잡한 일들은 잊어버리고 한 조각 한 조각씩 완성돼가는 그림을 보며 성취감과 만족감을 느끼게 될 것이다. 퍼즐 대신 나노블럭에 도전해도 좋다. 좋아하는 캐릭터 시리즈를 하나하나 완성해 장식장에 올려놓으면 어느새 미소 짓고 있는 당신을 발견할 것이다.

열넷, 스마트폰 게임—짧고 가볍게 즐기기

지그소 퍼즐은 나하고 안 맞아서 영 질색이라고? 그럼 스마트폰의 게임들은 어떤가. 중독의 위험성이 있지만 가벼운 기분전환 수

준에서 멈출 자신이 있다면 스마트폰을 열자. 매일 업데이트 되는 그 숱한 게임 중 짧은 시간 가볍게 즐길 만한 것으로 선택하자. 시간 제한이나 횟수 제한이 있는 게임들 중 누군가와 경쟁하지 않는 종류를 선택하는 것을 권한다.

열다섯, 색칠 공부—어른들 사이에 요즘 유행 중

요즘 '안티스트레스 컬러링 북'이라는 이름의 책들이 유행이다. 어른을 위한 색칠공부 책이라 하겠다. 번호를 따라 하나하나 색칠하다 보면 멋진 그림이 나타난다('점 잇기'도 있다). 시간 가는 줄 모르고 집중하다 보면 흡연 욕구 견디는 것쯤이야 식은 죽 먹기. 색칠공부와 더불어 캘리그라피에 도전해보는 것도 좋다. 명언이나 좋은 글귀를 직접 적어 작은 액자로 만들어 주변 사람들에게 선물하면 그 어떤 선물보다도 값진 역할을 해낼 것이다.

열여섯, 명상—내 안의 나와 대화하기

불안하고 짜증나고 생각이 많을 때, 편안하게 앉아서 눈을 감아보자. 조용한 음악이나 자연의 소리를 들으며 자신과 대화를 하자. 예컨대, 나의 몸이 흡연과 금연에 의해 각기 어떤 영향을 받는지 자문자답을 하며 곰곰 생각해본다. 처음엔 당연히 익숙지 않아 여러 잡념이 끼어들겠지만, 그럴 때마다 생각의 초점을 바로잡아 본래의 주제로 돌아가기를 반복하면 머잖아 명상에 익숙해질 것이다. 하루 한 번 30분 정도의 명상으로도 마음이 차분해지고 스트레스가 완화되는 듯한 느낌을 받을 수 있다.

열일곱, 일기 쓰기—매일매일 꾸준하게

저녁이다. 습관은 무서운 것이어서, 담배 한 개비가 있어야 하루가 정리될 듯한 느낌이 들 수 있다. 그럴 때면 일기를 쓰는 것도 흡연 욕구를 잊는 방법의 하나다. 오늘 있었던 일을 적기만 해도 되고 금연일기를 써도 된다. 아이가 있다면 육아일기도 괜찮겠다. PC나 스마트폰으로 쓰든 노트에 손글씨로 쓰든 관계없다. 오늘 있었던 일, 아이가 했던 행동이 지금이야 모두 생생하지만, 때로는 파도 같고 때로는 모래바람 같은 세월에 쓸리고 덮여서 얼마 안 가 모두 지워질 테니, 기록은 지극히 중요하다. 이렇게 새겨놓은 이야기들은 1년 후, 10년 후, 20년 후 미래의 내가 오늘의 나를 돌아보며 힘을 얻게 해줄 수 있다. 특히 금연 성공에 관한 기록은.

열여덟, 악기 연주—음악으로 내 삶을 풍요롭게

피아노를 치는 엄마와 딸, 그 옆에서 바이올린을 켜는 아들과 노래하는 아빠. 어릴 적 여성들이 한 번쯤 꿈꿔봤을 행복한 가족의 모습이다. 이 정도는 아니라도, 요즘엔 우쿨렐레나 오카리나 등 작은 악기를 취미로 배우고 연주하는 사람이 제법 많다. 금연 성공에 악기를 활용하는 사람도 여럿이다. 잘하든 못하든 악기를 연주하면 마음이 안정되기 때문이다. 실력 향상에 대한 욕구도 담배 생각을 잠재우는 데 한몫한다. 우쿨렐레, 오카리나뿐 아니라 하모니카, 플루트, 기타, 바이올린…배우는 악기 종류 또한 다양하다. 어떤 악기든 삶을 풍요롭게 만드는 데 큰 역할을 할 수 있으니까. 금연의 지원자 역할을 포함하여.

열아홉, 고전 영화 보기—스무 번을 봐도 질리지 않아

「카사블랑카」,「대부」,「로마의 휴일」,「왕과 나」,… 스무 번 서른 번을 봐도 질리지 않는 고전영화들을 다시 감상해보자. 마음이 따뜻해지고 차분해질 것이다. 꼭 이런 고전이 아니어도 상관없다. 안 본 사람은 친구나 동료들의 대화에 끼기 어려운 '천만 관객' 대박 영화를 봐도 좋다. 전 같으면 영화 한 편을 보는 동안 두어 번은 찾아왔을 흡연 충동을 전혀 느끼지 않고 끝까지 감상할 수 있다면 당신은 이미 금연의 삶을 즐길 줄 아는 것이다.

스물, 해바라기씨—담배 대신 손에 쥐여주자

불포화 지방산이 많아 콜레스테롤 수치를 낮춰주고 심장에도 좋다.…엽산이 풍부하여 혈류가 잘 통하게 돕고 동맥경화증을 예방한다.…성인병 예방, 노화 방지, 위 건강에 좋다…. 인터넷에서 해바라기씨를 검색하면 주르륵 뜨는 내용들이다. 그만큼 몸에 좋다는 얘기다. 담배를 빼앗긴 손과 입이 "심심해, 뭔가 쥐여주고 넣어줘"라고 요구할 때 해바라기씨를 한 개씩 집어먹자. 단, 해바라기씨는 거기서 기름을 짜낼 정도로 지방 함량이 높으니 과하게 섭취하면 곤란하다. 해바라기씨에 초콜릿이 코팅되어 있는 제품 또한 조심하자. 순수한 해바라기씨를 하루 한 숟가락 정도씩 먹어보자.

스물하나, 녹차— 커피가 생각날 때마다

한손에는 커피, 다른 손에는 담배 한 대. 그리고 계속 뱉어내는 침. 담배 피우는 사람을 생각하면 흔히 떠오르는 모습이다. 카페인은 알코올과 마찬가지로 흡연 욕구를 불러일으키는 물질이다. 평소 커피를 자주 마셨고 그때마다 담배가 함께했던 사람이라면, 금연 이후엔 당연히 커피를 줄여야 한다. 이제부터는 커피 대신 따뜻한 녹차를 한 잔씩 마시자. 녹차 속의 카페인 양은 커피보다 현저히 적고, 녹차의 다른 성분들 때문에 모두 흡수되지는 않는다. 그래선지 커피를 한 잔만 마셔도 잠들기가 힘든 필자가 녹차는 두세 잔 이상 마셔도 전혀 문제가 없다. 녹차엔 또 해바라기씨처럼 건강에 득이 되는 성분도 많다는데, 이건 직접 검색해보시라.

스물둘, 화초 키우기—자연의 경이를 늘 들여다본다

은행이나 행정관청 창구, 기업의 고객 서비스 센터처럼 소비자와 민원인을 직접 상대하는 곳의 직원은 흡연 욕구가 일 때 이겨낼 방법이 다양하지 못하다. 사람을 줄줄이 맞아야 하니 차나 물을 계속 마셔대기도 무엇하고, 스트레칭을 자주 하기도 쉽지 않다. 그렇다면 책상 한 쪽에 작고 예쁜 화분 하나를 키워보면 어떨까. 약간의 정성만으로도 예쁘게 자라나는 자연을 늘 볼 수 있을 테니까 말이다. 사무실의 창문 앞이나 집의 거실 베란다에서도 식물을 키우자('금연 기념'이라는 아담한 표지판도 달고). 들여다볼수록 경이로운 그 작은 자연은 나 또한 오염 없이 유지해야 할 자연임을 상기시켜줄 것이다.

스물셋, 손 편지 쓰기—그때 그 시절의 정겨움을 되살려

100%를 넘어선 휴대전화 보급률. 첨단 기기는 우리를 자유롭게 한다지만, 많은 측면에서 디지털은 굴레이자 망각 촉진 기술이기도 하다. 24시간 거의 전부를 휴대전화와 함께하고 소통의 태반은 문자나 이메일, 메신저, SNS로 하면서, 우리는 언제 어디서든 얽매인다. 이메일 시대 이전엔 큰길가에서 흔히 보던 우체통이 이젠 귀해졌고, 우체국 외에는 우표 파는 곳을 찾기 어렵다. 편지에 붙은 우표를 본 게 언제더라…. 그러니 어쩌다 뭔가를 부칠 때 얼마짜리 우표를 사야 하는지도 잘 모른다. 요즘은 과거가 전보다 훨씬 빨리 사라져간다. '응답하라' 시리즈 같은 복고물이 인기를 끄는 것도 정겨웠던 지난날에 대한 아쉬움과 그리움 때문이 아닐까.

연말연시가 되면 어김없이 대형 서점에 찾아가 예쁜 카드와 엽서를 사서 정성 들인 손글씨로 안부를 물었던 그때를 한번 되살려보자. 손글씨 편지나 카드를 받고 흐뭇해할 사람들을 생각하면 보내는 이의 마음 역시 따뜻해지고 싱그러워지지 않겠는가.

스물넷, 타임캡슐 만들기—금연 10주년을 맞은 미래의 나에게

얼마 전 대학동기 모임에서 뜻밖의 종이를 건네받았다. 바로 20여 년 전 대학을 졸업할 당시에 나에게 썼던 편지를 당시의 과대표가 보관하고 있다가 모두에게 나눠준 것이다. 그 편지에 적힌 모든 것이 이루어지진 않았지만 그동안 잊고 있었던 20여 년 전의 나를 만나는 건 정말 감동적인 일이었다.

하루하루 힘들게 금연을 이어나가는 지금의 나를 스스로 격려하는 방법 하나. 금연에 성공한 지 10주년이 되었을 게 틀림없는 10년 후의 나에게 편지를 쓰자. 그리고 타임캡슐에 넣어두자. 요즘엔 미래의 자신에게 편지를 보내는 애플리케이션도 개발돼 있지만, 그보다는 아날로그 방식으로 예쁜 유리병이나 상자를 캡슐로 활용하는 게 어떨까? 가족이나 친구들과 함께 만들어 10년 후를 약속한다면 그것 또한 너무 소중한 추억이 될 것이다.

스물다섯, 색종이 접기―김영만 아저씨가 알려준 대로

종이학, 학알, 별, 장미꽃… 소원을 이루기 위해, 또는 사랑을 전하기 위해 몇 날 며칠 밤을 새워가며 접었던 색종이. 빈손이 심심하다 느껴질 때마다 그 시절을 회상하며 하나씩 접어보자. 아이가 있다면 함께 다양한 종이접기 방법을 익히면서 금연으로 얻은 여유 시간을 의미 있게 보내자.

스물여섯, SNS에 자랑하기―나 이렇게 금연하고 있소

나이를 불문하고 스마트폰 사용자라면 대부분 한 가지쯤은 하고 있는 SNS. 누구나 시도할 수 있지만 성공하기는 결코 만만치 않은 금연을 이만큼 잘하고 있는 나를 SNS 친구들에게 자랑하자. 얼마나 힘들며 어떤 방법으로 이겨내고 있는지 나만의 팁까지 공개한다면 '좋아요' 100개쯤은 금방 아닐지. 금연 초기 한두 번 글을 올리고 마는 것이 아니라 100일 이상의 목표를 세워두고 하루 하나 이상씩 꾸준히 글을 올려보자. 당신의 경험담이 당신에게뿐 아니라 당신의 글을 볼 수 있는 많은 사람들에게 훌륭한 본보기가 될 수 있지 않을까?

스물일곱, 친구와 수다 떨기―가십보다는 생각과 느낌을

"스트레스를 어떻게 푸세요?" 여성들에게 이렇게 물으면 '먹는다'와 함께 아주 높은 비율을 차지하는 답이 '수다'다. 수다에도 여러 질이 있다. 물론 가십이나 주변 잡사들을 이야기하는 것만으로도 스트레스 완화에 도움이 되겠지만, 그에 더해 나와 너의 이런저런 상황과 생각과 느낌들까지 나눈다면 일상의 수다가 진정한 '대화'의 차원을 얻을 수 있지 않을까.

직장인이면 지금 옆에 있는 동료들과 함께, 가정주부라면 평소 친하게 지내는 엄마들과 함께 차를 한 잔 마시면서 수다 타임을 가져보자. 직접 만나 얼굴을 보면서 가지는 수다 타임이 제일 좋긴 하지만 여의치 않다면 전화를 거는 것도 나쁘지 않으니 스트레스를 받았거나 담배 생각이 심하게 나는 지금 바로 수다 타임을 시작해보자.

스물여덟, 뜨개질—남자들도 도전하자

여유 시간이 많은 데다 그런 시간에 흡연 욕구가 잘 생기는 사람은 뜨개질을 해보는 게 어떨까? 요즘 유행하는 커다란 모자나 목도리를 떠서 가족이나 친구에게 선물할 수도 있다. 아프리카 아이들을 위한 신생아 모자뜨기에 동참해 보는 것도 추천한다. 모자와 목도리에 성공했다면 다음 단계는 장갑이나 네크워머, 숄이나 조끼도 좋다. 작고 예쁜 걸 좋아한다면 손뜨개 인형에도 도전하자. 그렇게 만든 인형으로 책장을 장식하면 예쁘기도 하고 뿌듯하기도 할 것이다.

스물아홉, 금연에 좋은 요리 만들기—백주부 덕에 모두가 셰프

된장찌개부터 스테이크까지 '백주부'만 따라 하면 요즘엔 모두 셰프가 된다. 금연을 너무도 잘 유지하고 있는 자신에게 맛있는 음식을 만들어 선물하자. 채소나 생선을 활용해 짜거나 자극적이지 않도록 만든다면 훌륭한 금연 음식이 될 것이다. 한두 번의 시도로 자신감이 생겼다면 이젠 누군가에게 나의 요리를 대접해보자. 아내에게, 부모님에게, 여자 친구에게 직접 만든 요리를 선보이면 어느새 블로그나 SNS에 금연에 성공한 데다 자상하기까지 한 당신을 자랑하고 있는 그들을 발견하게 될 것이다. 동시에 당신의 점수는 저절로 상승!

서른, 금연 권유하기—멘토의 자부심과 책임감으로

이제는 나의 금연 노하우를 다른 흡연자에게 전수할 때다. 당신이 지금까지 금연을 이뤄낸 방식과 거기서 얻은 이득을 소상히 따져보고, 아직도 흡연에 얽매여 있는 주위의 누군가에게 그걸 알려주는 게 어떨까? 당신의 경험은 그 어떤 전문가의 조언보다도 소중한 팁이 될 것이다. 그리고 유념하라. 타인에게 노하우를 전하는 순간 당신의 금연은 개인적인 일이 아니게 된다. 이제 '금연 멘토'로서 자신의 금연을 모범 사례로 계속 유지해야 할 의무가 생긴 것이다. 그런 자부심과 책임감은 평생 금연을 향한 중요한 동력이 될 터이다.

⑤ 한모금 씨의 금연 훔쳐보기

25년간 꾸준히 하루 한 갑의 담배를 피워온 43세 회사원 한모금 씨. 새해를 맞아 올해도 금연에 도전해보려 한다. 벌써 여섯 번째의 금연이다. 첫 금연은 훈련병 시절 어쩔 수 없이 했고 두 번째는 아내와 연애하던 시절에 그녀의 권유로 했다. 세 번째는 큰아이가 태어났을 때, 네 번째는 둘째가 태어났을 때 했고, 다섯 번째는 지난해 고혈압 진단을 받고 나서 시도했다.

하지만 그에게 금연은 쉽지 않았다. 첫아이 출생 후 1년을 유지한 것이 최장 기록이고, 나머지는 길어야 3개월 정도였다. 전에도 같은 마음이었지만, 그래도 이번 금연만은 꼭 성공해서 자랑스러운 가장이 되고 싶은 한모금 씨다.

이제부터 한모금 씨의 금연 도전을 함께 들여다보자.

기본 정보
- 이름 : 한모금
- 나이 : 43세(남)
- 직업 : 회사원
- 가족관계 : 아내와 두 아이

건강 정보
- 질병 관련 : 천식, 비염, 고혈압
- 키/체중 : 175cm / 78kg

흡연 정보
- 흡연기간 : 18세부터 25년간 흡연
- 하루 흡연량 : 20개비 (말보로 레드)
- 음주 관련 : 주 2회 / 소주 1병
- 금연 경험 : 금연 시도 5회 / 1년간 금연 유지

그동안 왜 금연에 실패했을까?

한모금 씨는 지난 다섯 번의 금연을 통해 돈 주고도 살 수 없는 다양한 경험을 가지게 되었다. 이 경험들을 되짚어보면 실패의 원인뿐 아니라 성공의 열쇠도 찾을 수 있을 것이다.

첫 금연은 본인의 의사와 전혀 상관없는 강제적 금연이었고 또 아주 오래전의 일이었기에 이후의 금연 시도 위주로 살펴보겠다.

우선, 한모금 씨의 금연 이유들은 그 중심이 모두 다른 사람들에게 있었다. '사랑하는 가족을 위해서'라는 것도 중요한 이유이긴 하지만, 금연을 오래 유지하려면 준비 과정에서 내가 금연해야 할 이유들을 다각적으로 충실하게 찾아서 정립하는 것이 필요하다.

첫 번째 시도 - 훈련병 시절 어쩔 수 없이 금연 / 1개월 유지 / 자대 배치 후 재흡연
두 번째 시도 - 여자 친구의 권유로 시도 / 니코틴 패치 사용(여자 친구가 사줌), 2개월 유지 / 금단증상 없었음 / 여자 친구와 싸운 후 재흡연
세 번째 시도 - 첫아이가 태어나면서 시도 / 의지로만 시도, 1년간 유지 / 집중력 저하, 두통 등의 금단증상이 있었으나 참을 만했음 / 회식 자리에서 호기심에 재흡연
네 번째 시도 - 둘째가 태어나면서 시도 / 니코틴 패치(보건소 금연클리닉) 사용, 3개월 유지 / 스트레스로 재흡연
다섯 번째 시도 - 고혈압 진단, 의사의 권유로 시도 / 의지로만 시도, 1개월 유지 / 집중력 저하, 두통, 짜증 등의 금단증상 / 스트레스로 재흡연

한모금 씨의 금연 실패, 이게 원인이에요

1. 금연 이유 부족 – 자의가 아니라 타의에 의한 금연
→ 내가 정말 금연을 원하고 있는지, 자신을 되돌아보는 것을 시작으로 흡연 이유와 금연 이유를 파악해보기

2. 스트레스 대처방법 부적절, 실수의 반복
→ 정확한 흡연 습관을 파악하고 흡연을 대체할 수 있는 새로운 습관을 찾는 동시에 적절한 스트레스 대처법과 관리법도 찾아보기

그리고 그 이유들의 무게중심은 어디까지나 '남 아닌 나'에 있어야 한다. 또 하나, 한모금 씨는 같은 실수를 반복했다. 네 번의 금연 실패 중 세 번이 스트레스 상황과 맞물려 있다. 실수는 '금연 과정의 하나'라고 할 정도로 언제나 일어날 수 있는 것이지만, 한번 했던 실수는 되풀이하지 않는 게 금연 성공의 필수 요건이다.

금연 준비의 첫 과제, 금연 이유 생각하기

1. 왜 흡연하는지를 알아야 금연의 이유도 찾을 수 있다. 흡연에

관해 적어보기

　―흡연의 좋은 점: 스트레스가 풀린다. 사람들과의 관계에 도움이 된다.

　―흡연의 나쁜 점: 건강에 좋지 않다. 가족들이 싫어한다(아이들이 뽀뽀 안 해줌). 냄새 난다. 왠지 죄인이 된 듯한 느낌도 든다. 담뱃값이 아깝다.

　2. 그렇다면 금연을 할 경우 어떤 점이 좋아질까?

　―금연의 좋은 점: 건강해진다. 가족들이 좋아한다. 냄새가 안 난다. 담뱃값이 절약된다. 떳떳해진다.

　―금연의 나쁜 점: 스트레스를 풀 수 없다. 동료들과의 관계가 멀어진다.

　3. 금연에 나쁜 점이 없어야 담배를 끊을 수 있지. 금연의 나쁜 점(흡연의 좋은 점) 없애기

　―스트레스를 풀 수 없다?: 담배는 스트레스를 풀어주지 않는다. 단지 금단증상을 없애주거나 일시적으로 당신의 관심을 다른 곳으로 돌려놓을 뿐이다. 정말 스트레스를 풀고 싶다면 흡연이 아니라 다른 방법으로 스트레스를 잘 관리해야 한다.

　―동료들과의 관계가 멀어진다?: 그렇다면 흡연을 하지 않는 다른 동료들은 모두 인간관계가 나쁜가? 담배가 아니어도 동료들을 서로 이어주는 요소는 아주 많다. 금연을 하면 흡연하는 동료들을 잃으리라는 생각은 인간관계를 지극히 단선적으로 보는 것이다.

그리고 금연을 하게 되면 냄새나 연기 때문에 당신을 피했던 비흡연 동료들과의 관계가 좋아질 것이다. 게다가 흡연 동료들도 대개 금연을 원한다. 하질 못해서 그렇지.

4. 내가 금연해야 하는 이유 (건강 외에 최소 세 가지 이상 생각)

－나와 가족의 건강을 위해서: 고혈압, 천식, 비염…내가 진단받은 질환들이다. 그리고 나를 닮아 아이들도 알레르기성 비염이 있다.

－자랑스러운 아빠가 되기 위해서: 아이들과 맨날 약속만 하고 지키지를 못해서 늘 미안하다. 이제부터는 꼭 지키고 싶다.

－담뱃값이 절약된다: 1년이면 거의 200만 원을 아낄 수 있다.

－아이들과 마음껏 뽀뽀할 수 있다.

－냄새가 나지 않는다.

－사람들 눈치를 안 봐도 된다.

－담배에 들이던 시간을 벌 수 있다.

5. 금연 이유 카드를 여러 개 만들어서 집안과 사무실에 붙이고, 지갑과 주머니에도 넣어둔다. 사진을 찍어 휴대전화 배경화면으로도 설정한다.

나의 흡연에 대해 바로 알기

1. 니코틴 의존도 체크

한모금 씨의 니코틴 의존도 점수는 총 4점이다. 이는 중간 정도의 의존도로, 특이한 금단증상이 나타나지만 않으면 별다른 금연

 내가 금연해야 하는 이유

1. 나와 가족의 건강을 위해서 – 난 고혈압 환자다
2. 자랑스러운 아빠가 되기 위해서
3. 담뱃값 1년 모으면 2백만 원 – 내년엔 제주도 여행 가자
4. 아이들과 뽀뽀!!
5. 냄새가 안 난다 – 구취제거제 안녕~!
6. 사람들 눈치 이젠 안 봐도 된다
7. 나는 이제 시간부자

지금 담배 피우고 싶어? 다시 한번 생각해봐.
담배를 피우든 피우지 않든 지금 이 순간은 지나갈 거야

	점수	응답 범주
1	하루에 보통 몇 개비나 피우십니까?	⓪ 10개비 ① 11~20개비 ② 21~30개비 ③ 31개비 이상
2	아침에 일어나서 얼마 만에 첫 담배를 피우십니까?	③ 5분 이내 ② 6~30분 사이 ① 31분~1시간 사이 ⓪ 1시간 이후
3	금연구역(도서관, 극장, 병원 등)에서 담배를 참기가 어렵습니까?	① 예 ⓪ 아니오
4	하루 중 담배 맛이 가장 좋은 때는 언제입니까?	① 아침 첫 담배 ⓪ 그 외의 담배
5	오후와 저녁 시간보다 오전 중에 담배를 더 자주 피우십니까?	① 예 ⓪ 아니오
6	몸이 아파 하루 종일 누워 있을 때에도 담배를 피우십니까?	① 예 ⓪ 아니오

보조제의 사용을 권하지 않는다.

2. 흡연습관 파악하기

그렇다면 그의 흡연 습관에는 어떤 특징이 있을까? 이를 알아보기 위해 주말을 포함한 5일간 흡연일지를 작성케 하니 다음과 같았다.

흡연일지를 보면 한모금 씨가 습관적으로 흡연을 하는 때는 주로 운전 중, 식사 후, 잠자기 전, 그리고 스트레스 상황이었다. 또한 술자리에선 흡연량이 늘어나고, 가족들과 함께하는 주말에는 흡연량이 현저히 적은 것을 볼 수 있다. 이런 특징들을 활용하여 한모금 씨의 금연 계획을 세울 예정이다.

금연 방법 정하기

이번에는 금연 방법을 정해보자. 한모금 씨의 흡연 습관을 종합해본 결과, 하루 평균 20개비 미만의 담배를 피우고 니코틴 의존도는 4점이었으며, 종전의 경험을 보았을 때 금연 초기의 금단증상이 견디기 힘든 정도는 아니었기에 금연 방법 정하기 표에 적용해보면 별다른 니코틴 보조제나 금연 보조제는 필요치 않은 상황이다. 그래도 적지 않은 흡연량을 고려하여 준비 기간 동안 충분한 감연(減煙)을 하기로 한다.

날짜 : 2월 23일 (목)

No	시간	장소	기분	상황
1	7:30	집 앞	보통	출근
2	8:00	차 안	보통	운전 중
3	8:30	회사 앞	보통	출근
4	9:20	회사 흡연실	보통	커피
5	10:00	〃	보통	동료와 대화
6	10:40	〃	나쁨	스트레스
7	11:30	도로	보통	점심 식사
8	12:20	〃	보통	식후
9	13:40	회사 흡연실	나쁨	졸림
10	15:00	〃	나쁨	스트레스
11	16:00	〃	보통	커피(외출)
12	17:20	회사 흡연실	보통	그냥 답답해서
13	18:30	〃	보통	저녁 식사 후
14	19:30	〃	나쁨	스트레스
15	21:00	차 안	좋음	운전 중
16	22:00	집 앞	좋음	퇴근
17	23:00	베란다	보통	잠자기 전

날짜 : 2월 24일 (금)

No	시간	장소	기분	상황
1	7:30	집 앞	보통	출근
2	8:00	차 안	나쁨	차 막힘
3	8:40	회사 앞	보통	출근
4	9:10	회사 흡연실	보통	커피 마심
5	10:00	〃	나쁨	스트레스
6	10:50	〃	나쁨	스트레스
7	11:30	도로	좋음	점심 식사
8	12:30	회사 앞	보통	식후 커피
9	14:05	회사 흡연실	보통	졸림
10	15:00	차 안	보통	외근(운전)
11	16:00	거래처	좋음	미팅 중
12	17:10	차 안	나쁨	차 막힘
13~22	18:00~22:00	회식 장소	좋음	회식/술
23	23:00	집 앞	보통	퇴근

날짜 : 2월 25일 (토)

No	시간	장소	기분	상황
1	10:00	베란다	보통	아침 식후
2	15:00	아파트 앞	보통	점심 식후
3	20:00	베란다	보통	저녁 식후
4	23:00	베란다	보통	잠자기 전

날짜 : 2월 26일 (일)

No	시간	장소	기분	상황
1	9:00	베란다	보통	아침 식후
2	14:00	식당 앞	보통	점심 식후
3	20:00	아파트 앞	나쁨	아내와 다툼
4	22:00	베란다	보통	잠자기 전

날짜 : 2월 27일 (월)

No	시간	장소	기분	상황
1	7:00	집앞	나쁨	출근
2	7:40	차 안	나쁨	차 막힘
3	8:00	회사 앞	보통	출근
4	8:40	회사 흡연실	나쁨	스트레스
5	9:00	〃	〃	〃
6	9:20	〃	〃	〃
7	10:00	〃	〃	〃
8	10:45	〃	〃	〃
9	11:30	도로	나쁨	점심 식사
10	12:20	회사 앞	보통	식후 커피
11	13:30	회사 흡연실	보통	졸림
12	14:50	〃	나쁨	스트레스
13	16:00	〃	보통	동료와 대화
14	17:00	〃	나쁨	스트레스
15	18:00	도로	보통	저녁 식사
16	19:00	회사 흡연실	보통	업무 마무리
17	20:30	차 안	보통	운전
18	20:30	화장실	보통	자기 전

no는 담배개비 수

한모금 씨의 흡연 습관

1. 주말에는 흡연량 적음 (평일: 20개비 안팎, 주말: 5개비 미만)
2. 운전 중 / 식후 / 잠자기 전 / 스트레스 상황

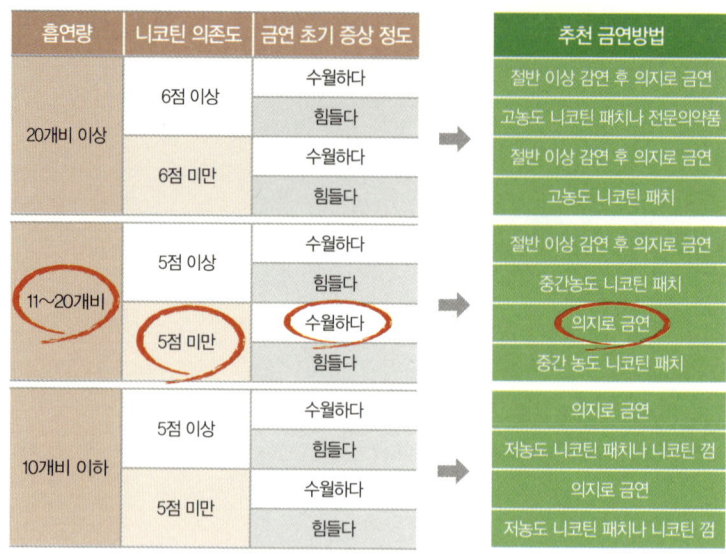

〈 나에게 맞는 금연 방법 〉

금연 시작일 정하기

금연 시작일은?

1. 금연 결심을 한 지금부터 2주 이내
2. 생일, 결혼기념일 등 특별한 날도 좋음
3. 스트레스가 없으리라고 예상되는 날
4. 금단증상이나 업무 스트레스가 심하다면 주말이나 휴가일
5. 생리가 끝나는 날

주말에 가족들과 지낼 때는 흡연량이 현저히 적고, 금연 초기에는 심하진 않아도 어느 정도 금단증상(졸림)을 느끼는 한모금 씨는 마침 1일이기도 한 다음 주 금요일을 금연 시작일로 정했다. 가지고 있던 달력과 스마트폰 일정표에도 체크를 했다. 금연 시작 후 2주 동안은 술자리도 피할 예정이다.

일	월	화	수	목	금	토
					1 금연시작일 (내 인생최고의 기념일)	2
3	4	5	6	7	8	9
10	11	12	13	14	15	16
17	18	19	20	21	22	23
24	25	26	27	28	29	30

작은 목표들과 보상 계획 세우기

한모금 씨는 금연 단계별로 작은 목표들을 세울 예정이다. 목표가 너무 커서 다다르기도 전에 지쳐버리면 안되니까. 그리고 목표를 달성했을 때 스스로에게 상도 주고 싶다. 금연하는 동안 누구보다도 고생하는 건 바로 자신이니까.

하루에 절약되는 담뱃값 4,500원에 부대비용 500원을 보태 5,000원씩을 매일 모아 그 돈으로 본인에게 선물을 주기로 했다. 그래서 그간 가지고 싶었거나 하고 싶었던 것들을 정리해봤다.

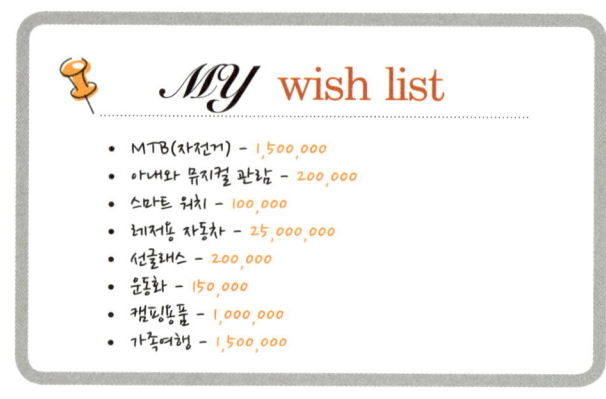

그의 첫 번째 목표는 한 달 성공이다. 이 목표가 달성되면 아내가 평소 보고 싶어 했던 뮤지컬을 함께 보러 갈 계획이다.

두 번째 목표는 100일이다. 100일 성공 후에는 전부터 원했던 선글라스와 운동화를 살 예정이다.

세 번째 목표인 1년을 달성하면 가족들과 함께 제주도 여행을 가고 싶다.

여태 해왔던 금연을 되돌아봐도 한 달 금연 성공쯤은 자신이 있는 한모금 씨, 아내의 좋아하는 모습을 떠올리며 벌써부터 입가에 미소가 번진다.

금연 선포하기

몇 번의 실패를 경험해본 터라 가족이나 주변 사람들이 믿어주지 않으리라는 생각에 "나 금연할 거야"라는 말이 선뜻 나오지 않지만 이번 성공을 위해 필요하다면 뭐든 할 생각이다.

아내와 아이들, 동료와 친구들에게 금연 사실을 알리고 카톡 프로필도 바꿨다.

"이번엔 기필코 성공! 모두 도와주세요."

이번엔 기필코 성공하겠노라고 아내에게 굳게 다짐한 후 비장하게 금연 서약서도 작성해 거실 벽 한가운데 붙여놓았다.

🚭 **금연 서약서**

나는 나와 사랑하는 가족들을 위해서
2017년 4월 1일부터 금연할 것을 약속합니다.

나의 금연 이유 :
1. 나와 가족의 건강을 위해서
2. 자랑스러운 아빠가 되기 위해서
3. 사랑하는 아이들과 많껏 뽀뽀하자
4. 담배냄새 탈출, 사람들 눈치
5. 돈도 벌고 시간도 벌자

서약자 : 한모금

나는 서약자 한모금의 금연 성공을 위해
적극적으로 돕고 응원할 것을 약속합니다.
지지자 : 아내 김천사

2017. 3. 20.

금연 연습하기

한모금 씨, 이제부터 본격적으로 금연 준비를 시작한다. 다음은 남은 열흘간의 준비 계획이다.

1. 감연: 금연 전날까지 하루 한 개비씩 줄여서 평일에는 10개비, 주말엔 2개비 이하로 감연한다. 매일 아침 출근할 때 그날 피울 담배만을 가지고 나가고, 피울 때마다 남은 개비 수를 확인하면서 간격을 조절한다.

2. 참기: 담배가 생각났을 때 바로 피우지 않고 무조건 심호흡을 열 번 한다. 그래도 담배 생각이 나면 그때 피운다.

3. 금연 구역 만들기: 그동안 항상 담배를 피우던 곳인 차 안과 회사의 흡연 구역. 이제부터는 그곳이 한모금 씨의 금연 구역이다. 즉, 평소 흡연했던 장소에서는 피우지 않는다.

4. 스케일링하기: 금연 시작 전날 하기로 치과 예약 완료.

5. 차 안 청소: 담배 냄새에 찌들어 있어 아이들이 탈 때마다 신경 쓰였던 차 안을 깨끗하게 청소한 뒤 방향제를 놓고, 재떨이는 사탕으로 채울 계획이다.

새로운 습관 찾기

금연을 시작하면 담배 대신 나와 함께할 친구는 누구? 한모금 씨의 선택은 물과 심호흡, 은단, 그리고 운동이다. 그리고 아침마다 아내가 고혈압에도 좋은 금연 간식을 챙겨주기로 했다.

꾸준히 물을 마시는 데 쓸 작은 물병 하나와 은단을 구입했다. 근무 중 짬짬이 스트레칭과 계단 오르기를 하고, 퇴근 후에는 아이들과 자전거를 탈 계획이다. 스트레스 받았을 때 제일 좋다는 심호흡은 익숙해질 때까지 수시로 해볼 생각이다.

드디어 금연 전날!
오늘의 중요한 과제는 정말 준비가 잘 되었는지 확인하고, 다시 한 번 결심을 다지는 것.

그간 매일 한 개비씩 담배를 줄여서 오늘까지 모두 열 개비를 줄였다. 담배 줄이기는 정말 어렵지 않았다. 열 번의 심호흡만으로도 참을 수 있는 담배가 그중 반이 넘었다. 금연을 준비하며 한모금 씨는 심호흡의 중요성을 재삼 깨달았다.

차 안과 회사 흡연 구역에서 담배를 피우지 않는 데는 몇 번 실패했지만, 시작일인 내일부터만 안 피우면 되니까 괜찮다.

차 안 청소는 말끔히 끝냈다. 이젠 담배 냄새 대신 은은한 커피 향이 차 안을 감돌고, 운전할 때 먹으라고 아내가 사준 무가당 사탕이 재떨이에 담겨 있다.

퇴근길엔 예약해둔 치과에 가서 스케일링도 받았다.

가지고 있던 흡연 도구들은 모두 찾아서 버렸다. 예전에 입었던 옷들과 가방도 뒤져 보고 차 안 구석구석도 청소하며 다 확인했다.

아침에 일어나서 사용할 물병을 챙기고, 아내에겐 내일 갖고 나갈 간식 준비를 다시 한 번 부탁했다. 한모금 씨의 철저한 준비 과정을 지켜보던 아내도 이번엔 뭔가 다른 것 같다며 간식에 신경을 쓰기 시작했다.

이제 남은 일은 오늘 밤 자정이 되기 전에 가지고 있던 담배를 모두 버리면서 한 개비를 마지막으로 피우고 담배와 이별하는 것이다. "지금껏 지긋지긋하게 나를 따라다녔던 담배야, 이젠 안녕."

No	준비 내용	확인
1	금연 이유 생각하기(금연 이유 카드 만들기)	✓
2	금연 선포하기	✓
3	금연 서약서 작성하기	✓
4	보조제 준비하기	해당 없음
5	보상계획 세우기	✓
6	금연 연습하기(담배 줄이기, 3분 참기 등)	✓
7	흡연도구 버리기	✓
8	새로운 습관 만들기	✓
9	금연 간식 준비하기	✓
10	주변 청소하기	✓
0	담배와 이별할 마음의 준비하기	✓

금연 첫날

드디어 금연 시작. 어제까지 그토록 결의를 다졌음에도 오늘부터는 담배가 없다는 서운함으로 하루를 시작한다. 첫 고비는 아침 출근길 차 안에서다. 평소보다 더 심한 듯한 교통 체증. 흡연 욕구가 거세게 일었지만, 준비한 물을 한 모금 마시고 큰 숨을 몇 번 내쉬자 어느 정도 가라앉는다. 그리고 어차피 담배가 없다.

힘들게 시작한 금연 첫날 한모금 씨에게는 모두 다섯 차례의 위기가 왔다. 아침 회의 시간과 점심 식사 후, 그리고 너무 무료했던 오후에 동료들이 담배를 피우는 것을 봤을 때, 퇴근 시간 등. 그때마다 들이켠 물이 벌써 몇 병째인지 모른다. 그사이 양치질도 세 번을 했다.

왜인지는 모르겠지만 지난번 금연보다 더 힘들다. 점심 이후엔 두통도 시작됐고 평소보다 더 나른하다. 멍한 느낌 때문에 일도 손에 안 잡힌다.

하지만 오늘 하루 힘들게 참아내면서 느낀 것은 물과 심호흡의 효과다. 담배 생각은 정말 3분이면 사라진다.

둘째 날

금연을 금요일에 시작하길 정말 잘했다. 가족들과 있으니까 어제보다 오늘이 훨씬 수월하다. 한강공원에 가서 아이들과 자전거를 탔고 맛있는 저녁도 먹었다. 저녁 식사 후에 조금 힘들긴 했지만 괜찮다. 어차피 담배가 없다.

셋째 날

오늘 일요일은 출근하는 내일을 위해 푹 쉬는 날로 정했다. 아내는 남편이 조용히 쉬도록 아이들과 외출을 했다. 지켜보는 사람이 없어선지 담배를 사러 가고 싶은 충동이 몇 차례 일었으나, 그때마다 벽에 붙인 금연 서약서를 다시 읽고 아내가 준비해둔 당근과 검은콩을 먹으며 참아 넘겼다. 제일 힘들다는 금연 사흘째가 이렇게 지나갔다.

일주일째

금연 나흘째이자 걱정을 많이 했던 월요일은, 바빠서일까, 생각보다 수월하게 넘어갔다. 그러나 금연 일주일째인 지금도 멍한 증상은 좋아지지 않고 있다. 운전을 할 때도 일을 할 때도 집중이 안 되고 너무 무기력한 느낌이어서, 이러다 업무를 망치는 건 아닐까 하는 불안감도 들곤 한다. 그럴 때마다 잠시 바깥 공기를 마시며 주고받는 아내와의 카톡 대화가 많은 도움이 되었다. 끊임없이 믿어주고 응원해주는 누군가가 있다는 사실!

이주일째

확실히 이번 주에 들어서면서 많은 증상들이 좋아지기 시작했다. 기분 탓인지 혈압도 좋아진 듯하고 멍한 느낌도 많이 사라졌다. 어제는 회식 때문에 큰 위기가 있었다. 분명 소주 반 병 이상은 먹지 않겠다고 다짐을 하고 또 했지만 분위기 탓인지 평소보다 더 많이 마셔버렸다. 술이 들어가니 갑자기 밀려드는 담배 생각에 동료에게 담배 한 개비만 달라고 했지만 다행히 힘들게 금연 하고 있는 나를 지켜본 다른 직원이 말려주는 바람에 겨우 고비를 넘길 수 있었다. 그 순간을 못 참고 담배를 피웠다면 어찌됐을지 생각만 해도 아찔하다.

한 달째

오늘로 금연 한 달이 되었다. 계속 괴롭힐 것 같았던 금단증상들은 금연 1주일을 고비로 점차 잦아들어, 이젠 아침에 일어나기가 부쩍 수월해졌다. 동료들의 담배 연기를 맡으면 피우고 싶은 욕구가 여전히 불끈거리지만, 금연 남편과 아빠를 보며 좋아하는 식구들을 생각하면 잊을 수 있다. 그들의 기쁨이 한모금 씨의 보람이다. 평생 금연을 유지하려면 아직 무수한 고비들이 남아 있음을 그는 잘 안다. 아무튼 한 달 금연이라는 첫 번째 목표를 달성했으니 이번 주말 아내와 뮤지컬을 즐길 계획이다. 표 예매도 해놓았다. 만에 하나 한 개비 실수를 하더라도 이번 금연은 절대 포기하지 않을 것이다.

3개월째

드디어 며칠 후면 백일이 된다. 이제부터는 한모금 씨의 최고 기록이 매일매일 갱신될 것이다.

그의 네 번째, 다섯 번째 금연처럼 요즘 들어 부쩍 스트레스 받는 일들이 많아진 느낌이지만 어차피 담배를 피운다고 해결될 일이 아니라는 것을 알고 있기 때문에 이번에는 큰 유혹이 되지는 않고 있다. 물론 아직도 문득문득 담배 생각이 난다. 이만큼 금연하고 담배를 피우면 어떤 맛일지 괜히 궁금해진다. 하지만 백일 성공 기념으로 구입할 운동화와 선글라스를 검색하면서 새로운 다짐을 하고 있다.

⑥ 안 끊는 사람은 있어도 못 끊는 사람은 없다

"나라에서 담배를 만들어 팔면서 담배를 끊으라는 게 말이 돼? 끊으라는 소리만 자꾸 하지 말고 아예 담배를 팔지 않으면 되잖아. 그럼 나도 끊을 수 있어."

주변의 금연 압박에 궁지로 몰린 흡연자들이 입버릇처럼 하는 말이다. 그들의 말에 일리가 있는 걸까? 정말로 담배를 팔지 않으면 금연을 제대로 할 수 있을까? 그렇다면, 영화에서도 흔히 보듯이, 담배가 허용되지 않는 교도소에서 수감자들이 불법적 경로로 엄청 비싸게 담배를 구하면서까지 흡연을 하는 건 어떻게 설명할까? 위와 같은 주장을 하는 흡연자들 스스로도 알고 있을 것이다. 그건 핑계에 지나지 않음을. 그들은 흡연을 계속하기 위한 온갖 이유를 끊임없이 찾고 있을 따름임을.

당신이 매번 금연에 실패하는 것은 의지가 약해서도, 니코틴의 중독성이 강해서도 아니다. 그런 점들이 금연이 어려운 이유이긴 하지만 말이다. 문제의 핵심은 아직도 담배가 좋고 금연을 진심으로 원하지 않는 당신이다.

담배와 진정 이별할 마음의 준비, 끊임없이 도전하는 끈기, 그리고 상담을 통해서도 배울 수 있는 체계적인 노력만 있다면 누구든 금연에 성공할 수 있다.

담배, 안 끊는 사람은 있어도 못 끊는 사람은 없다.

담배보다 좋은 서른 가지

초판 1쇄 인쇄	2017년 3월 13일
초판 1쇄 발행	2017년 3월 17일

지은이	기인하, 윤이화
펴낸이	이강현
펴낸곳	국립암센터
등록일자	2000년 7월 15일
등록번호	일산 제116호
주소	경기도 고양시 일산동구 일산로 323번지
출판	031) 920-1947
관리	031) 920-1375
팩스	031) 920-1959

대표전화	15888-110
국가암정보센터	1577-8899
금연 상담전화	1544-9030
진료예약	031)920-1000
암예방검진센터	031)920-1212
홈페이지	www.ncc.re.kr

ISBN 978-89-92864-36-7   03510

잘못된 책은 구입하신 곳에서 바꿔 드립니다.